Dr. Susanne Marx

Klopfakupressur kompakt

Die besten Techniken auf einen Blick

VAK kompakt.
VAK Verlags GmbH
Kirchzarten bei Freiburg

Vorbemerkung des Verlags
Dieses Buch dient der Information über Möglichkeiten der Gesundheitsvorsorge und Selbsthilfe. Wer sie anwendet, tut dies in eigener Verantwortung. Autorin und Verlag beabsichtigen nicht, Diagnosen zu stellen und Therapieempfehlungen zu geben. Die Informationen in diesem Buch sind nicht als Ersatz für professionelle medizinische Behandlung bei körperlichen oder psychischen Beschwerden zu verstehen.

Der Begriff *Energy Psychology*® ist als Wortmarke geschützt.

Bibliografische Information der Deutschen Bibliothek
Die Deutsche Nationalbibliothek verzeichnet diese Publikation in der Deutschen Nationalbibliografie; detaillierte bibliografische Daten sind im Internet über http://dnb.d-nb.de abrufbar.

VAK Verlags GmbH
Eschbachstraße 5
79199 Kirchzarten
Deutschland
www.vakverlag.de

2. Auflage 2010

Illustrationen: Susanne Marx
Lektorat: Christina Gauggel
Umschlagfoto: © Liv Friis-Larsen, Fotolia
Umschlagdesign: Hugo Waschkowski, Freiburg
Reihenlayout: Karl-Heinz Mundinger, VAK
Satz: Sebastian Carl, Ebersberg
Druck: Kösel, Altusried
Printed in Germany
ISBN 978-3-86731-029-1

Inhalt

Teil 1: Grundlagen

Einleitung

Was Sie hier in den Händen halten, ist eine Zusammenstellung der effektivsten und zugleich sanftesten Techniken zur Selbsthilfe, die ich in meinen nunmehr 15 Jahren Berufserfahrung kennengelernt habe. Auch wenn der Begriff „Klopfakupressur" zunächst vielleicht etwas unspektakulär klingt, so sind die hier vorgestellten Techniken alles andere als das – sie sind ungewöhnlich wirksam und außergewöhnlich vielseitig.

Sie helfen bei einer Vielzahl von Problemen, vor allem bei negativen Emotionen, aber auch bei körperlichen Beschwerden, festgefahrenen Überzeugungen und Verhaltenweisen, und sind äußerst effektiv, einfach zu lernen und anzuwenden. Deshalb eignen sich alle hier vorgestellten Techniken sehr gut zur Selbstanwendung und stellen eine wertvolle Soforthilfe dar, die Sie immer und überall dabeihaben.

Dieses Buch ist so aufgebaut, dass Sie sich im ersten Teil darüber informieren können, was Klopfakupressur ist und welche Techniken es gibt.

Der zweite Teil ist dann in Form eines Glossars aufgebaut und bietet Ihnen leicht anwendbare und praxiserprobte Kurzanleitungen für häufig vorkommende Beschwerden. Dafür habe ich jeweils eine für diese Beschwerde besonders effektive Technik ausgewählt – Sie können aber selbstverständlich auch jede der anderen hier beschriebenen Techniken bzw. Ihre „Lieblingstechnik“ anwenden.
Ich wünsche Ihnen dabei viel Erfolg und Freude und hoffe, dass Sie genauso begeistert von den Techniken der Klopfakupressur sein werden wie ich!

Was ist Klopfakupressur?

Der Begriff „Klopfakupressur" fasst eine Reihe von Techniken zusammen, bei denen bestimmte, aus der Traditionellen Chinesischen Medizin (TCM) bekannte Akupunkturpunkte mit den Fingern sanft beklopft oder gehalten werden. Deshalb sind diese Techniken zum Teil auch unter dem Namen „Meridian-Klopf-Techniken" oder als emotionale Form der Akupunktur bekannt.

Der große Unterschied zur Akupunktur besteht darin, dass man sich beim Klopfen/Behandeln der Punkte innerlich auf ein bestimmtes Thema einstellt, indem man es ausspricht oder daran denkt, und deshalb sehr punktgenau arbeiten kann.

Das Ziel dieser Techniken ist eine Linderung oder Auflösung emotionaler, psychischer oder körperlicher Beschwerden.

Energetisch orientierte Psychologie

Die Techniken der Klopfakupressur gehören zur „energetischen Psychologie" (EP oder *Energy Psychology*®), einem relativ jungen Zweig der Psychologie. Die energetisch orientierte Psychologie verbindet östliche und westliche Ansätze, indem sie das in der Traditionellen Chinesischen Medizin schon lange bekannte Meridiansystem mit Elementen der kognitiven Therapie, der Kinesiologie und der modernen Hirnforschung verbindet. Innerhalb der Psychologie gehören die Techniken der Klopfakupressur zu den inzwischen immer häufiger angewendeten lösungsorientierten Kurzzeittherapien.

Die *Energy Psychology* geht von der Erkenntnis aus, dass es einen direkten Zusammenhang gibt zwischen dem Energiesystem des Körpers und der Psyche, den Emotionen und dem Verhalten. Dabei ist das Meridiansystem nicht nur eine der vielen Ebenen unseres Organismus, sondern hat offensichtlich eine Schlüsselrolle bei der Entstehung und Lösung von Problemen. Unser Energiesystem scheint die Schnitt- oder Verbindungsstelle von Körper, Geist und Seele zu sein und spielt offenbar eine zentrale Rolle bei der Verarbeitung und Weiterleitung von negativen Emotionen und Körperempfindungen wie Schmerz.

Roger Callahan, der Pionier der energetischen Psychologie, hat diesen Zusammenhang in einem Satz zusammengefasst:

» Die Ursache aller negativen Emotionen liegt in einer Störung des Energiesystems des Körpers. «

Diese Grundannahme könnte man noch erweitern zu:

» Die Ursache jeder Krankheits- oder Leidenssituation liegt in einer Störung im Energiesystem des Körpers, das heißt sie lässt sich auch hier beheben oder lösen. «

Ein Kurzschluss im System

Diese Störung kann man sich vereinfacht als eine Art Kurzschluss in einem oder mehreren Meridianen vorstellen. Immer dann, wenn ein Reiz – ob nun eine Emotion, eine Körperempfindung wie Schmerz oder ein Ereignis von außen – zu stark wird, kann der Meridian diesen Impuls nicht mehr verarbeiten und blockiert. Da bei jedem Problem andere Meridiane betroffen sind, ergeben sich ganz spezifische „Schaltpläne" oder energetische Signaturen aus durchgängigen und blockierten Meridianen, die dann zusammen mit den aus diesem Kurzschluss resultierenden Emotionen, Körperempfindungen und Gedanken abgespeichert werden. Und immer, wenn unser Problem durch einen Reiz erneut ausgelöst wird, aktiviert sich dieser spezifische Schaltplan. Diese Störungen im Energiesystem erfahren wir dann als negative Emotion oder Körperempfindung.
Wie diese Verbindung zwischen Meridiansystem, Körper, Psyche und Emotionen genau funktioniert, ist aus

wissenschaftlicher Sicht noch nicht geklärt. *Dass* es sie gibt, zeigt zum einen die Tatsache, dass die Akupunktur seit über 3.000 Jahren erfolgreich bei einer Vielzahl von Beschwerden in China angewendet wird und mittlerweile von der WHO als sinnvolle und effektive Maßnahme anerkannt ist. Zum anderen gibt es bereits erste wissenschaftliche Pilotstudien, die die Wirksamkeit von Techniken der energetisch orientierten Psychologie bestätigen – und es gibt die direkten Erfahrungen von einer inzwischen sehr großen Zahl von AnwenderInnen der Klopfakupressur.

Eine kurze Geschichte der Klopfakupressur

Die Geschichte der Klopfakupressur reicht zurück bis in die 60er-Jahre des 20. Jahrhunderts. Die 60er-Jahre waren nicht nur die Zeit der Beatgeneration, von Flower Power und Studentenunruhen, sondern auch eine Zeit, in der das große und bis dahin sehr verschlossene China begann, sich vorsichtig dem Westen zu öffnen. Ein Bereich der chinesischen Kultur, der die Menschen besonders faszinierte, war die Traditionelle Chinesische Medizin und hier besonders die Akupunktur. Die Vorstellung eines Systems von Energiebahnen, die, ähnlich wie das Blut-, Nerven- oder Lymphsystem, den Körper überziehen und an bestimmten Stellen, den Akupunkturpunkten, besonders ansprechbar ist, war für westliches Denken fremd, aber gleichzeitig auch sehr interessant.

Der Pionier der Klopfakupressur

Ein Therapeut, der sich schon sehr früh mit diesem Thema auseinandersetzte, war der amerikanische Chiropraktiker und Pionier der Klopfakupressur George Goodheart.
Er entdeckte Mitte der 1960er-Jahre den Zusammenhang zwischen bestimmten Muskeln und entsprechenden Meridianen und stellte fest, dass durch ein leichtes Klopfen auf Akupunkturpunkte Muskeln gestärkt und Schmerzen gelindert werden konnten. Er entwickelte daraus die sogenannte *Applied Kinesiology* – die „Angewandte Kinesiologie" –, die inzwischen sehr weit verbreitet ist und mit großem Erfolg angewendet wird.

Klopfakupressur bei emotionalen Problemen

Aufbauend auf diesen Erkenntnissen Goodhearts suchten in den 1980er-Jahren unabhängig voneinander der Psychiater John Diamond und der Psychologe Roger Callahan nach Wegen, um diese bisher eher auf muskuläre und körperliche Beschwerden angewandte Technik auch auf den Bereich der emotionalen und psychischen Probleme zu übertragen. Sie stellten beide fest, dass das Klopfen auf bestimmte Akupunkturpunkte tatsächlich Ängste, Phobien, zwanghafte Verhaltensmuster und belastende Erinnerungen löste.
John Diamond entwickelte daraus die *Behavioral Kinesiology*, übersetzt „Verhaltenskinesiologie", die Goodhearts Kinesiologie mit psychiatrischer und psychosomatischer Medizin kombiniert. Ein Leitgedanke ist hier zum Beispiel,

dass alle Probleme auf der energetischen Ebene beginnen und dass Korrekturen nur auf dieser Ebene möglich sind. Eine besondere Rolle spielt in der *Behavioral Kinesiology* die Stimulation der Thymusdrüse, die nach dem Verständnis dieser Methode eine Schlüsselrolle in der Regulation der psychischen Energien eines Menschen spielt (Techniken der Klopfakupressur, die diesen Teil übernommen haben, sind etwa NAEM von Fred Gallo und M.E.T. nach Franke).

Auch der Psychologe Roger Callahan forschte auf der Basis der *Applied Kinesiology* nach Möglichkeiten, emotionale und psychische Probleme zu lösen. Er entwickelte eine Methode, die er TFT bzw. *Thought Field Therapy* nannte, was übersetzt „Gedankenfeld Therapie" heißt, und die die Basis aller anderen Techniken der Klopfakupressur ist. Seine Forschungen begründeten die energetisch orientierte Psychologie (der Begriff selbst stammt allerdings nicht von Roger Callahan, sondern wurde von Fred Gallo geprägt) und auf ihn gehen einige zentrale Entdeckungen zurück, zum Beispiel das „Prinzip der psychischen Umkehrung", das in einem späteren Abschnitt vorgestellt wird. Er entwickelte spezifische Formeln oder Algorithmen für unterschiedliche Probleme, das heißt je nach Problem müssen bestimmte Akupunkturpunkte in einer festgelegten Reihenfolge geklopft werden.

Die Klopfakupressur entwickelt sich weiter

In den 90er-Jahren entwickelten Gary Craig und Fred P. Gallo, zwei Schüler Callahans, eigene Techniken. Gary Craig nannte seine Technik EFT – *Emotional Freedom Techniques*, was übersetzt „Technik der Emotionalen Freiheit" heißt – und vereinfachte den Ablauf dahingehend, dass bei jedem Problem alle zwölf Hauptmeridiane geklopft werden. Dadurch eignet sich EFT besonders gut für die Selbstanwendung.

Das von dem Psychologen Fred P. Gallo entwickelte EDxTM *(Energy Diagnostic & Treatment Methods)* wendet sich dagegen eher an Therapeuten. Gallo hat aber in den letzten Jahren noch eine speziell als Selbsthilfetechnik geeignete Methode erarbeitet: NAEM (*Negative Affect Erasing Method*), die, ähnlich wie EFT, eine standardisierte Reihenfolge von Klopfpunkten hat.

Eine weitere Technik auf der Grundlage der TFT ist das von den Psychologen Peter Lambrou und George Pratt entwickelte ESM („Emotionales Selbstmanagement"). Diese Technik arbeitet ebenfalls mit Formeln, hat aber im Gegensatz zu TFT eine sehr ausführliche Vorbereitung auf das eigentliche Klopfen. Sie ist dadurch etwas zeitaufwendiger, aber auch sehr gründlich.

Zwei Techniken der Klopfakupressur, die sich aus TFT und EFT weiterentwickelt haben, sind M.E.T. (die „Meridian-Energie-Technik" von Rainer und Regina Franke) und MFT (die „Mentalfeld-Therapie" von D. Klinghardt). Da MFT einen relativ komplexen therapeutischen Hintergrund hat, wird es hier auch nicht als Selbstanwendungstechnik vorgestellt. Sie finden aber bei Interesse in der Literaturliste entsprechende Hinweise auf weiterführendes Material zu MFT.

Neue Wege

Eigene Wege sind die amerikanische Akupunkteurin Elizabeth Tapas Fleming und der ebenfalls aus den USA stammende Psychologe Larry P. Nims gegangen.
Bei TAT oder *Tapas Acupressur Technique* werden bestimmte Akupunkturpunkte nicht geklopft, sondern sanft gehalten und der Schwerpunkt der Behandlung liegt mehr auf der Einstimmung auf die verschiedenen emotionalen und kognitiven Aspekte eines Problems und weniger auf der Stimulation der Akupunkturpunkte. Die Technik BSFF (*Be Set Free Fast*) von Larry Nims hat ursprünglich auch mit dem Klopfen bestimmter Akupunkturpunkte gearbeitet, aber inzwischen hat es sich zu einer vollkommen „klopffreien" Methode weiterentwickelt. Deshalb gehört sie nicht mehr im engeren Sinn zur Klopfakupressur und wird in einem eigenen Buch dieser Reihe vorgestellt.
Klopfakupressur entwickelt sich auch heute ständig weiter und in einigen Jahren wird es sicherlich eine Reihe weiterer effektiver Techniken in diesem Bereich geben – allerdings wären auch diese ohne die Pionierarbeit von Goodheart und Callahan nicht möglich.

Häufig gestellte Fragen zur Klopfakupressur

Was sind die Gemeinsamkeiten, was die Unterschiede der verschiedenen Methoden?

Allen hier vorgestellten Techniken der Klopfakupressur ist gemeinsam:

- Die Grundannahme, dass das Meridian- oder bioelektrische System eine wichtige Rolle bei der Entstehung und Lösung körperlicher, emotionaler und psychischer Probleme spielt.
- Zur Behandlung dieser Probleme werden Akupunkturpunkte auf den Meridianen durch Klopfen oder Halten beeinflusst.
- Das behandelte Problem muss vorher herausgearbeitet und fokussiert werden, was bei komplexeren Problemen oft die eigentliche Kunst darstellt.

Was die Techniken voneinander unterscheidet, ist der Ablauf der Behandlung, die gewählten Akupunkturpunkte, das Klopfen oder Halten der Punkte und die Gewichtung bestimmter Behandlungsteile.

Bei welchen Beschwerden kann ich die Techniken anwenden?

Die Techniken der Klopfakupressur lassen sich bei einer Vielzahl von Beschwerden anwenden. Besonders bewährt haben sie sich bei der Lösung von Ängsten und Phobien, bei der Behandlung von belastenden Erinnerungen, bei starken negativen Emotionen wie Trauer, Wut oder Schuld, aber auch bei körperlichen Beschwerden und zur Leistungsverbesserung.

Sie eignen sich, wie gesagt, sehr gut für die Selbstanwendung, lassen sich aber auch hervorragend mit anderen Methoden oder therapeutischen Richtungen kombinieren.

Im Allgemeinen gilt, dass ihre Wirkung umso besser und schneller ist, je klarer Sie das Problem beschreiben können. Bei sehr unklaren, komplexen oder schmerzhaften Themen kann es besser sein, einen Spezialisten für Klopfakupressur aufzusuchen – von außen sowie mit einer entsprechenden Erfahrung lässt sich der rote Faden oftmals besser finden.

Gibt es Nebenwirkungen?

Einer der großen Vorteile der Klopfakupressur ist, dass sie, im Gegensatz zu den meisten allopathischen Medikamenten, keinerlei Nebenwirkungen hat. Die einzigen Begleiterscheinungen, die manchmal während oder nach einer Behandlung auftreten können, sind Gähnen, Seufzen oder das Gefühl von Müdigkeit als Folge einer sehr tiefen Ent-Spannung.

Während der Behandlung kann es manchmal zu einer kurzzeitigen Verstärkung von Symptomen kommen – das liegt daran, dass wir uns durch das Einstimmen und Klopfen auf ein Symptom konzentrieren und es dadurch oft bewusster wahrnehmen. Normalerweise lässt diese kurzzeitige Verstärkung aber schnell nach und das Symptom bessert sich während oder kurz nach der Behandlung.

Wenn ein Problem zuerst besser und dann wieder schlechter wird, dann haben Sie wahrscheinlich unbewusst den Aspekt gewechselt (vgl. das Kapitel „Wichtige Begriffe"). Wie bei einer Zwiebel sind die meisten Probleme in Schichten aufgebaut und wenn Sie die erste Schicht ablösen, kommt die nächste zum Vorschein. Vergleichen könnte man das mit Kopfschmerzen, die Sie erst dann bemerken, wenn Ihre noch stärkeren Zahnschmerzen verschwunden sind. Bleiben Sie in diesen Fällen einfach dabei und klopfen Sie den neuen Aspekt so lange, bis auch dieser sich verbessert oder auflöst.

Gegenanzeige – wann sollte ich diese Methoden nicht selbst anwenden?

Klopfakupressur sollte (zumindest als Selbsthilfetechnik) nicht angewendet werden, wenn schwere psychische oder emotionale Störungen vorliegen.

Eine weitere Gegenanzeige sind bekannte oder vermutete traumatische Erlebnisse. Bei der Behandlung von Traumata können die Techniken der Klopfakupressur zwar sehr hilfreich sein, aber Sie sollten hier auf jeden Fall einen Spezialisten aufsuchen, der Erfahrung mit Klopfakupressur und Trauma hat.

Derselbe Rat gilt auch immer dann, wenn Sie merken, dass doch wesentlich mehr hinter einem ursprünglich vielleicht harmlos anmutenden Thema steckt (das sprichwörtliche „Wespennest") und Sie sich von der Fülle oder Intensität der Gefühle und Erinnerungen überfordert fühlen. Auch hier macht es Sinn, mit der Selbstanwendung erst einmal aufzuhören und einen erfahrenen Kollegen oder eine erfahrene Kollegin aufzusuchen.

Wie oft und wie lange soll ich klopfen?

Grundsätzlich gibt es die Möglichkeit, immer dann zu klopfen, wenn Sie eine akute Beschwerde haben. Klopfen Sie hierbei so lange, bis Sie eine deutliche Linderung der Beschwerde spüren. Sollte sich nach etwa zehn bis zwölf Klopfdurchgängen noch keine Verbesserung eingestellt haben, dann kann es sinnvoll sein, das bei EFT beschriebene dreistufige Verfahren anzuwenden oder es mit einer anderen Technik zu versuchen. Sollte sich die Beschwerde dann immer noch nicht bessern, ist das Thema wahrscheinlich komplexer oder größer und das Symptom sozusagen nur die relativ kleine sichtbare Spitze des Eisbergs. Wenn Sie diese Beschwerde öfters haben, etwa Kopfschmerzen oder eine Spinnenphobie, kann es sinnvoll sein, einen Spezialisten aufzusuchen.

Wie soll ich klopfen?

Grundsätzlich wird mit zwei Fingern einer Hand geklopft – üblicherweise mit dem Zeige- und Mittelfinger –, wobei Sie sowohl die Hand, mit der Sie klopfen, als auch die Körperseite, auf der Sie klopfen, frei wählen können. Sie sollten das Klopfen spüren, es sollte aber auf keinen Fall wehtun oder unangenehm sein. Wenn nicht anders angegeben, wird ca. fünf- bis achtmal pro Punkt geklopft. Sie können aber auch länger bei einem Punkt bleiben, wenn sich das richtig anfühlt.

Bei allen Klopftechniken wird ungefähr in der Geschwindigkeit geklopft, in der Sie „Happy Birthday" singen würden. Dabei werden bei den meisten Punkten zwei Finger (normalerweise Zeige- und Mittelfinger) zum Klopfen benutzt, bei manchen Punkten aber auch mehr (zum Beispiel unter dem Arm und beim Serienpunkt auf dem Handrücken, bei denen alle vier Finger der Hand verwendet werden) oder weniger (der Punkt unter der Nase wird nur mit einem Finger geklopft).

Wie schnell wirkt die Behandlung?

Eine Behandlung wirkt im Allgemeinen sehr schnell, vor allem wenn es sich um eine konkret beschreibbare und eingrenzbare Beschwerde handelt. Hier stellt sich die Wirkung direkt beim oder kurz nach dem Klopfen ein – für mich einer der großen Pluspunkte der Klopfakupressur, weil ihre Wirkung direkt überprüfbar ist. In seltenen Fällen kann es zu einer gewissen Verzögerung der Wirkung von einer Stunde bis zu einem Tag kommen. Je komplexer oder unklarer ein Problem ist, desto länger kann es dauern, bis Sie eine Wirkung spüren. Gary Craig vergleicht das mit einem Tisch (Ihr Thema), der ein Tischbein haben kann (= konkretes, klar umgrenztes Problem) oder zwanzig (= komplexes Thema mit vielen Aspekten oder Bestandteilen). Sie müssen bei einem Tisch mit zwanzig Beinen wesentlich länger arbeiten – in diesem Fall klopfen –, bis Sie merken, dass der Tisch anfängt zu wackeln. Nähere Informationen zu dem Punkt „Aspekte" finden Sie im nächsten Kapitel, in dem wichtige Begriffe der Klopfakupressur näher erklärt werden.
Es gibt aber, wie gesagt, auch manchmal Beschwerden, bei denen das Klopfen nicht hilft. Die Technik ist zwar sehr effektiv, aber kein Wundermittel und eine realistische Erwartung ist hier die gesündeste Einstellung.

Wichtige Begriffe

Bevor wir uns den verschiedenen Techniken der Klopfakupressur zuwenden, möchte ich Ihnen noch einige wichtige Begriffe der energetisch orientierten Psychologie vorstellen.

Einstimmung

Jede Behandlung mit einer der Klopfakupressur-Techniken beginnt mit einer Einstimmung auf das Problem, das Sie bearbeiten möchten. Dieser Schritt ist vor allem dann wichtig, wenn es sich dabei um eine Beschwerde handelt, die im Moment gerade nicht akut ist, die Sie also sozusagen prophylaktisch behandeln wollen. Bei Themen wie Phobien oder Auftrittsangst empfiehlt es sich, schon im Vorfeld so viel Stress wie möglich zu lösen – Sie sind dann in der konkreten Situation wesentlich entspannter und können dadurch noch eventuell verbliebene Reste leichter auflösen. Bei Problemen, die gerade akut sind, zum Beispiel Kopfschmerzen oder frischer Ärger über die Kollegin,

wäre eine Einstimmung eigentlich gar nicht unbedingt notwendig – Sie sind ja bereits eingestimmt, aber es hat sich in der Praxis bewährt, das Problem trotzdem noch einmal an- und auszusprechen.
Der Hintergrund dieses Schrittes ist, dass wir den gespeicherten Meridianschaltplan mitsamt seinen Kurzschlüssen (die wir als Schmerz, Missempfinden oder Emotion wahrnehmen) aufrufen müssen, um ihn bearbeiten zu können. Wenn Sie am Computer eine Datei verändern oder löschen möchten, müssen Sie sie erst von der Festplatte in den Arbeitsspeicher laden. Und je genauer Sie den Namen der gesuchten Datei wissen – also je klarer umrissen ein Problem ist –, desto schneller können Sie die Datei finden und verändern.
Konkret bedeutet eine Einstimmung, dass Sie kurz sagen, worum es bei der Behandlung geht. Seien Sie dabei so klar, direkt und ehrlich wie möglich, also beispielsweise: *„Ich habe schreckliche Kopfschmerzen"*, oder: *„Ich habe solche Lust auf diese Schokolade."* Worum es bei diesem Schritt geht, ist eine ehrliche Bestandsaufnahme des Ist-Zustandes und Sie dürfen dabei so unfreundlich, kleinlich und unspirituell sein, wie Sie möchten. Worum es nicht geht, sind Affirmationen, Umschreibungen oder Positives Denken. Ein Kollege hat einmal gesagt, dass wir nur etwas loslassen können, das wir vorher auch festgehalten haben. Beschreiben Sie einfach das, was ist, in unprätentiösen Worten.
Das Schöne bei den Techniken der Klopfakupressur ist, dass Sie auch mit Zweifeln an der Wirksamkeit oder mit

Widerständen gegen das Klopfen selbst arbeiten können. Klopfen Sie einfach vor der eigentlichen Behandlung mit Ihrer Meinung zum Klopfen, zum Beispiel: *„Ich kann mir absolut nicht vorstellen, wie das funktionieren soll"*, oder: *„Ich habe nicht die geringste Lust zu klopfen."* Solange Sie dabei klopfen, ist alles herzlich willkommen.

Aspekte

Ganz zentral für das Verständnis der Klopfakupressur und der energetischen Psychologie allgemein ist der Begriff der „Aspekte". Aspekte sind all diejenigen Bestandteile, die ein Problem – oder „Gedankenfeld", wie Roger Callahan es nennt – ausmachen. Manche Themen haben nur wenige Aspekte (und lassen sich entsprechend oft relativ schnell lösen), andere haben sehr viele, die zum Teil noch mit anderen Themen verquickt sind. Hier sind Geduld, Ausdauer und manchmal detektivisches Geschick gefragt. Leider ist es, anders als beim Computer, nicht von vorneherein klar oder ersichtlich, ob ein Thema viele oder wenige Aspekte hat und welche genau das sind. Einfach anmutende Probleme, etwa eine Allergie, können überraschend viele und weit in die Vergangenheit reichende Aspekte haben, wohingegen große Themen manchmal nur sehr wenige haben und schnell auf die Behandlung ansprechen.

Ausschlaggebend für den Erfolg einer Behandlung ist also nicht, wie schwerwiegend oder lang andauernd ein Problem ist, sondern wie viele Aspekte es hat, wie bewusst

oder unbewusst – also wie zugänglich – mir die Aspekte sind und ob eine bestimmte Reihenfolge der Bearbeitung notwendig ist.
Oft entfalten sich die Aspekte während des Klopfens – das heißt Ihnen fallen plötzlich bestimmte Situationen zu einem Thema ein oder Sie merken, dass die Bezeichnung „Wut", mit der Sie angefangen haben zu klopfen, vielleicht gar nicht mehr stimmt und nun stattdessen Traurigkeit dahinter auftaucht – und Sie brauchen Sie nur genauso aufzunehmen, wie sie kommen. Und in den meisten Fällen ist es nicht notwendig, alle Aspekte bewusst zu kennen – beim Klopfen sortiert und bearbeitet unser Organismus selbstständig auch diejenigen, die uns nicht bewusst zugänglich sind. Ich habe die Erfahrung gemacht, dass ein Aspekt mir dann bewusst wird, wenn er wichtig für mich ist. Nur in den Fällen, in denen sich bei einem Thema oder Problem trotz regelmäßigem Klopfen nichts verändert, kann es sinnvoll sein, nach bislang noch nicht bewussten Aspekten zu forschen.
Gute Fragen, um auf verborgene, hinter den sichtbaren Beschwerden liegende Aspekte zu kommen, sind etwa:

- Warum? – z. B.: Warum habe ich solche Angst davor, in der Öffentlichkeit zu sprechen?
- Was *genau* steckt dahinter?
- Was ist oder wäre das Schlimmste daran?
- Woraus *genau* besteht mein Problem?

Diese Fragen bringen oft überraschende Erkenntnisse, mit deren Hilfe sich das Problem dann lindern oder lösen lässt.

Manchmal kann es sein, dass ein Kernthema (sozusagen der Schlüssel-Aspekt zum Schloss oder der Motor hinter einem Problem) noch nicht gefunden worden ist. Das ist vor allem oft bei chronischen körperlichen Beschwerden der Fall. Hier steckt häufig ein Kernthema oder eine bestimmte Schlüsselemotion dahinter, ohne die die Beschwerde nicht oder nur vorübergehend lösbar ist. Probieren Sie hier das unter EFT beschriebene dreistufige Verfahren aus.

In seltenen Fällen ist es notwendig, dass eine bestimmte Reihenfolge geklopft werden muss – sozusagen die Rückabwicklung der inneren Dynamik, in der sich das Problem entwickelt hat. Das ist aber eher selten und wenn, dann ist es ein Fall für TFT- oder EDxTM-Spezialisten, die mit einer sehr differenzierten Diagnostik arbeiten.

Generell ist es bei der Arbeit mit Klopfakupressur gut, so spezifisch wie möglich zu sein – also beispielsweise Ihren Kopfschmerz in seine einzelnen Bestandteile aufzugliedern und diese dann einzeln zu klopfen. Das gilt vor allem auch für sehr generelle und große Themen, etwa ein schwieriges Verhältnis zu den Eltern oder Gefühle wie: *„Ich genüge nicht."* Auch große Themen bestehen aus einzelnen konkreten Situationen, aus denen sich diese Überzeugungen oder Grundgefühle ja ursprünglich gebildet haben und Ihr Organismus kann viel mehr mit diesen konkreten Ereignissen anfangen als mit abstrakten Konzepten. Dabei müssen Sie nicht mit allen Ereignissen oder Erinnerungen arbeiten, sondern oft genügt es, mit einigen stellvertretend für alle anderen zu klopfen, da alle den gleichen Meridian-Schaltplan haben (das ist der sogenannte „Generalisierungseffekt").

SUD-Wert/SUD-Skala/Stress-Wert

In den meisten Techniken der Klopfakupressur wird zwischen der Einstimmung und der eigentlichen Behandlung der Grad des Stresses (oder bei körperlichen Beschwerden der Grad des Schmerzes) mithilfe einer Skala festgestellt. Diese Skala geht auf Dr. Joseph Wolpe zurück, der sie in den 1950er-Jahren entwickelt hat. Sie reicht von 0 bis 10, wobei 0 eine völlige Entspannung anzeigt und 10 die Ihnen zu diesem Thema am stärksten mögliche Stressreaktion. Das Ziel einer Behandlung ist das Sinken dieses Belastungswertes, wenn möglich auf 1 oder 0.
Häufig finden Sie diese Skala auch unter der Bezeichnung „SUD-Wert", wobei SUD als Abkürzung für *Subjective Unit oft Distress* (Subjektive Stresseinheit) steht.
Es ist auch bei der Selbstbehandlung, bei der Sie ja eigentlich wissen, ob es besser wird, sinnvoll, den SUD-Wert festzulegen. Sie können den Behandlungserfolg so besser mitverfolgen und bleiben auf das Thema fokussiert. Sollte Ihnen die Einstufung anhand einer Zahlenskala schwer fallen, so können Sie den Grad der Belastung auch mit den Händen anzeigen (etwa so, wie man jemandem die Größe eines Fisches zeigen würde). Je enger die Hände dabei zusammenstehen, umso geringer ist der Stress, je weiter entfernt, desto größer. Diese Methode hat sich auch bei der Behandlung von Kindern sehr bewährt.

PU – psychische Umkehrung

Roger Callahan entdeckte im Lauf seiner Arbeit einen wichtigen Mechanismus, den er PU oder „psychische Umkehrung" (im Amerikanischen *psychological reversal* oder PR) nannte. Wir kennen diesen Mechanismus, der immer dann in Erscheinung tritt bzw. deutlich wird, wenn wir bewusst etwas wollen, aber dann doch oft genau das Gegenteil davon tun. Laut Callahan handelt es sich dabei um eine Umkehrung der elektrischen Polarität der Meridiane (etwa so, als lägen die Batterien verkehrt herum in einem Gerät), die sich in Form einer negativen, selbstkritischen Haltung oder in Selbstsabotage äußern kann.

Andere Autoren gehen eher von einem psychologischen Mechanismus aus, bei dem oft unbewusste negative Programme die Wirksamkeit einer Behandlung behindern.

Meiner Erfahrung nach sind PUs unbewusste Einwände gegen eine Besserung oder Veränderung des momentanen Zustandes. Diesen Mechanismus kann man mit dem Autofahren vergleichen: Stellen Sie sich vor, Sie treten bewusst das Gaspedal, weil Sie das Auto bewegen möchten (mit dem Rauchen aufhören, sich mehr bewegen, nicht mehr so ängstlich gegenüber fremden Menschen sein), während ein unbewusster Teil von Ihnen gleichzeitig die Handbremse anzieht. Und auch wenn dieser Mechanismus uns teilweise sehr einschränkt oder behindert, ist die Intention hinter dem Teil, der die Handbremse zieht, immer positiv. Er versucht, uns mit seinem meist relativ kindlichen und eingeschränkten Verständnis vor etwas zu schützen oder uns etwas zu ermöglichen.

Solange eine PU aktiv ist, hat das Klopfen wenig Aussicht auf Erfolg. Deshalb korrigieren die meisten Techniken der Klopfakupressur eine möglicherweise vorhandene PU entweder am Anfang prophylaktisch oder bei Bedarf während der Behandlung.

PU-Korrektur oder Set-up

Eine PU ist erfahrungsgemäß nur bei etwa 40 % aller Fälle oder Beschwerden aktiv. Da das Testen, ob das der Fall ist oder nicht, aber oft länger dauert als die gesamte Klopfbehandlung, korrigieren einige Techniken, zum Beispiel EFT und ESM, eine mögliche PU prophylaktisch vor dem eigentlichen Klopfen. Andere Techniken wie TFT dagegen tun dies dann während der Behandlung, wenn der Stresswert beim Klopfen nicht oder kaum sinkt – hier ist die Wahrscheinlichkeit sehr groß, dass eine aktive PU den Erfolg der Behandlung verhindert. Da die PU-Korrektur unseren Organismus sozusagen freischaltet, nennt Gary Craig diesen Teil auch *Set-up.*

Allen Techniken – bis auf TAT – ist gemeinsam, dass eine PU korrigiert wird, indem die Punkte des Dünndarm-Meridians an der Außenseite der Handkante geklopft oder alternativ der sogenannte „NRL-Punkt" (= „Neurolymphatischer Reflexpunkt") gerieben wird, der auch als „Wunder Punkt„ oder „Heilender Punkt" bekannt ist (vgl. Abbildung S. 59). Dabei wird bei den meisten Techniken ein bestimmter Satz gesagt oder gedacht, der bei den einzelnen Techniken näher beschrieben wird.

Gehirnbalance mit der 9G-Behandlungsserie (Nine Gamut Treatments)

In vielen Techniken wird – meist in der Mitte der Behandlung oder zwischen zwei Klopfdurchgängen – eine Kombination aus dem Klopfen eines Areales auf dem Handrücken (der sogenannte „Dreifache-Erwärmer-Meridian") und bestimmter Augenbewegungen mit zusätzlichem Summen und Zählen durchgeführt. Diese Kombination wurde von Roger Callahan zum Teil auf der Basis von Entdeckungen Goodhearts bezüglich bestimmter Augenstellungen entwickelt. Er nannte sie *9G-Nine Gamut Treatments* oder *Gamut Series*, was im Deutschen „9G-Behandlungsserie" heißt. In anderen Techniken ist sie auch als „Brücke, Handrückenserie" oder „Gehirnbalance" bekannt. Sie dient der Aktivierung von verschiedenen neurologischen Arealen – und holt sozusagen alles, was mit dem angesprochenen Thema in Zusammenhang steht, in den Arbeitsspeicher –, während das abwechselnde Summen und Zählen die rechte und linke Gehirnhemisphäre anspricht.

Testen

Um den Erfolg einer Klopfakupressur-Behandlung zu überprüfen, empfiehlt Gary Craig, das Ergebnis zu testen.
Bei akuten Beschwerden wie Rückenschmerzen ist ein spezielles Testen natürlich nicht notwendig, da Sie eine Verbesserung direkt wahrnehmen können. Bei der Behandlung von belastenden Erinnerungen, Allergien, die gerade nicht akut sind, oder Phobien, die Sie, sozusagen von einem sicheren Ort aus, behandeln, kann es dagegen sinnvoll sein. Im Glossar finden Sie unter den Anwendungsbeispielen auch Hinweise zu diesem Punkt.

Techniken der Klopfakupressur

Ich möchte Ihnen hier die bekanntesten und in der Praxis bewährten Techniken der Klopfakupressur vorstellen.
Nach einem kurzen Überblick über die Entwicklung und Besonderheiten der jeweiligen Technik werden die einzelnen Behandlungsschritte erklärt. Damit Sie direkt mit dem Buch arbeiten können, gibt es für jede Technik zusätzlich noch eine Kurzanleitung als Diagramm.

TFT – *Thought Field Therapy* Gedankenfeldtherapie von Roger Callahan

Roger Callahan ist mit seiner Technik TFT – *Thought Field Therapy* („Gedankenfeldtherapie"*)* oder manchmal auch *Callahan Technique* genannt – der Pionier der energetisch orientierten Psychologie. TFT basiert auf den Erkenntnissen der Traditionellen Chinesischen Medizin und ihrer Akupunktur sowie auf der von George Goodheart entwickelten *Applied Kinesiology* („Angewandte Kinesiologie").

Roger Callahan hat in Klinischer Psychologie promoviert und lange Jahre als Paar- und Familientherapeut mit konventioneller Psychotherapie gearbeitet. Unzufrieden mit den seiner Erfahrung nach sehr unzureichenden Erfolgen begann er, mit alternativen Methoden wie Hypnotherapie und Angewandter Kinesiologie zu experimentieren. Daraus entwickelte er mit der Zeit das sehr effektive TFT, aus dem sich fast alle anderen Techniken der Klopfakupressur entwickelt haben.

Das Besondere an TFT

Von Roger Callahan stammen viele der Grundkonzepte und -begriffe der energetisch orientierten Psychologie. Die meisten Begriffe, zum Beispiel die „Brücke" (bei Callahan „9G-Behandlungsserie"), das „Konzept" und die Behandlung der „psychischen Umkehrung", die (hier nicht beschriebene) „Schlüsselbeinatmung" und viele der

Klopfpunkte sind von allen oder den meisten anderen Techniken übernommen worden, auch wenn sie dort zum Teil eigenständig weiterentwickelt worden sind. Andere Basiskonzepte, etwa das Konzept des Gedankenfeldes, sind für TFT spezifisch.

Was ist ein Gedankenfeld? Für Roger Callahan sind negative Emotionen oder Gedanken verdichtete Informationen in energetischer Form, die eingebunden sind in ein größeres Feld, das er „Gedankenfeld" nennt.

Das, was Probleme wie Angst, Phobien oder Suchtdrang hervorruft, sind sogenannte Störungen im Gedankenfeld (im Amerikanischen *Pertubation*), die den körpereigenen Energiefluss unterbrechen. Für Roger Callahan ist die Störung bzw. die in ihr enthaltene aktive Information die grundlegende Ursache aller emotionalen Probleme und jede Störung hat eine Entsprechung in einem bestimmten Meridianpunkt auf dem Körper.

Dabei hat jedes Problem nach Ansicht Callahans eine charakteristische energetische Signatur, die es bei einer Behandlung herauszufinden und zu behandeln gilt. Es ist also nicht nur wichtig, *welche* Punkte etwa bei einer Phobie betroffen sind, sondern auch in *welcher Reihenfolge* diese beklopft werden müssen. Er vergleicht das mit dem Öffnen eines Safes oder Zahlenschlosses, bei dem nur die richtige Sequenz der Zahlen die Tür oder das Schloss öffnet. Allerdings haben sich durch seine langjährigen kinesiologischen Tests bestimmte Klopfsequenzen oder Formeln für häufig vorkommende Probleme herauskristallisiert, die bei den meisten Menschen sehr effektiv

sind. Sollte das im Einzelfall nicht der Fall sein, ist eine individuelle Diagnostik und Behandlung notwendig.
Eine zentrale Entdeckung Callahans ist die der psychischen Umkehrung. Für ihn besteht hier eine Polaritätsumkehrung in den Meridianen – die oben beschriebenen verkehrt herum eingelegten Batterien – und er unterscheidet drei verschiedene Arten von PUs. Eine „Massive PU" wirkt sich seiner Erfahrung nach in fast allen Lebensbereichen aus und kann sich als sehr negatives Selbstbild, chronische Selbstbehinderung oder in Form von häufigen Rückschlägen äußern. Bei einer „Wiederkehrenden PU" tritt das – korrigierte – Problem sofort nach der Behandlung wieder auf, während eine „Mini-PU" im Verlauf einer Behandlung auftritt und daran zu erkennen ist, dass der SUD-Wert bei einer 3 oder 4 stehen bleibt und sich nicht mehr verändert. Das Besondere an Callahans Korrektur der PU ist, dass das im Gegensatz zu allen anderen Techniken der Klopfakupressur, die hier zusätzlich mit Sprache arbeiten, nur mit dem Klopfen des Handkantenpunktes erreicht wird.
Charakteristisch für TFT ist, dass relativ wenige Punkte in einer für das Problem spezifischen Reihenfolge geklopft werden. Das macht die Anwendung von TFT sehr schnell und – hat man die richtige „Formel" gefunden – sehr effektiv. Eine weitere Besonderheit von TFT besteht darin, dass es bei der Behandlung selbst fast völlig ohne Sprache arbeitet – das kann in bestimmten Situationen, etwa wenn man sehr aufgewühlt ist, einfacher sein. Das bedeutet aber nicht, dass Sprache für Roger Callahan unwichtig

wäre. Ganz im Gegenteil: Sie ist für ihn ein zentraler Teil der Diagnostik, da seiner Erfahrung nach in der Sprache die codierte Form des emotionalen Problems enthalten ist. Anhand der Sprache lässt sich also die Entstehungsgeschichte nachvollziehen bzw. ablesen.

Die Nachteile von TFT bestehen darin, dass entweder ein kinesiologischer Test oder eine sehr genaue Selbsteinschätzung notwendig ist (die bei komplexeren Themen schwierig sein kann), um die passende Formel herauszufinden. Außerdem muss man entweder das Buch zur Hand haben oder alle Formeln auswendig lernen, was es als Selbstanwender schwierig macht, TFT in einer akuten Notsituation anzuwenden.

Insgesamt ist TFT meiner Erfahrung nach bei klar umrissenen Problemen eine sehr schnelle und effektive Methode. Bei komplexeren Themen mit vielen oder diffusen Aspekten ist es allerdings oft notwendig, einen Spezialisten aufzusuchen – hier eignen sich Techniken wie EFT oder TAT für die Selbstanwendung häufig besser.

Die einzelnen Behandlungsschritte bei TFT

Einstimmung

Der wichtigste Schritt beim TFT ist Roger Callahan zufolge die Einstimmung auf das entsprechende Gedankenfeld. Das geschieht dadurch, dass man an das Problem, etwa eine Phobie, denkt oder es in Worte fasst.

SUD-Wert

TFT verwendet manchmal eine Skala von 1 bis 10 und manchmal von 0 bis 10. Da der Wert 0 meiner Ansicht nach die vollständige Lösung eines Problems besser ausdrückt als eine 1 habe ich in der Kurzanleitung diesen als Endwert gewählt.

Es geht beim SUD-Wert um den Stress oder Grad des Unwohlseins, den Sie im Moment der Behandlung fühlen, wenn Sie an das Problem denken. Sollte das für Sie schwierig sein, können Sie auch mit dem Wert arbeiten, den Sie beim letzten Auftreten des Problems hatten – etwa beim Anblick der Spinne auf der Kellertreppe oder bei den letzten starken Kopfschmerzen.

Klopfen

Im TFT werden, wie gesagt, nur relativ wenige der sonst in der Klopfakupressur verwendeten Punkte geklopft. Da jeder Autor bzw. jede Autorin die Punkte anders bezeichnet, werden sie hier zur besseren Übersicht und Vergleichbarkeit je einmal mit den Originalbezeichnungen und einmal mit einer vereinheitlichten Bezeichnung vorgestellt.

Beim TFT werden verwendet (vgl. Abbildung S. 47):

- AB = Augenbrauenpunkt: inneres Ende der Augenbraue
- SA = Seitlich des Auges: äußeres Ende der Augenbraue
- JB = Jochbein: unter dem Auge, auf der Mitte der Wange
- UN = Unter der Nase: in der Mitte zwischen Nase und Oberlippe
- UL = Unter der Unterlippe: auf der Mittellinie zwischen Unterlippe und Kinn
- UA = Unter dem Arm: Achselhöhle, in Verlängerung der Achsel
- SB = Schlüsselbeinpunkt: am Zusammenschluss zwischen Schlüsselbein und Brustbein
- ZF = Zeigefingerpunkt: am Nagelfalz der dem Körper zugewandten Seite
- KF = Kleinfingerpunkt: am Nagelfalz der dem Körper zugewandten Seite
- SP = Serienpunkt (auch: Gamutpunkt): auf dem Handrücken in der Sehnenvertiefung zwischen Ringfinger und kleinem Finger
- HK = Handkantenpunkt (auch: PU-Punkt): an der Außenkante der Hand

PU-Korrektur

Klopfen Sie für eine PU-Korrektur 5-mal den PU-Punkt an der Außenkante der Hand. Eine Mini-PU wird durch 15-maliges Klopfen des Handkantenpunktes korrigiert.

9G-Behandlungsserie

Auch dieser Behandlungsteil, der von fast allen Techniken der Klopfakupressur verwendet wird, geht auf Roger Callahan zurück. Hier wird ein Punkt auf dem Handrücken, von Callahan „Serienpunkt" oder manchmal auch „Gamutpunkt" genannt, geklopft, während gleichzeitig bestimmte Augenbewegungen, gefolgt von Summen und Zählen, durchgeführt werden.

Im Einzelnen besteht die Brücke aus folgenden Schritten:

- Klopfen des Serienpunktes auf dem Handrücken

Dabei *gleichzeitig* nacheinander:

- Augen schließen
- Augen öffnen
- Nach links unten schauen
- Nach rechts unten schauen
- Mit den Augen einen Kreis in eine Richtung beschreiben
- Mit den Augen einen Kreis in die andere Richtung beschreiben
- Einige Noten eines beliebigen Liedes summen, etwa „Happy Birthday"

- Von 1 bis 5 zählen
- Noch einmal einige Noten summen

Augenlinie/-rollen

Einige Techniken schließen eine Behandlungssequenz mit dem sogenannten „Augenrollen" ab, was hier – zur besseren Unterscheidbarkeit von dem Augenkreisen in der 9G Behandlungsserie – „Augenlinie" genannt wird. Dabei wird der Serienpunkt auf dem Handrücken geklopft, während man mit den Augen eine gedachte Linie vom Boden zur Decke beschreibt. Dabei sollte der Kopf so gerade wie möglich gehalten werden.

Kurzanleitung TFT und Abbildung der Punkte

Einstimmung (Schritt 1)	• *„Ich habe dieses Problem."*
SUD (Schritt 2)	• *„0–10"*
Klopfen (Schritt 3)	• Punkte/Formeln
SUD (Schritt 4)	• SUD-Wert um 2 oder mehr Punkte gesunken = weiter mit Schritt 5 • SUD-Wert gleich geblieben oder nur um 1 gesunken = PU-Korrektur am Handkantenpunkt
9G-Serie (Schritt 5)	• Serienpunkt klopfen, dabei Augenbewegungen/Summen/Zählen
Klopfen (Schritt 6)	• Punkte/Formeln wiederholen
SUD (Schritt 7)	• SUD-Wert auf 1 oder 0 gesunken = weiter mit Schritt 8 • SUD-Wert gesunken, aber nicht auf 1 oder 0 = Korrektur einer Mini-PU, dann Schritte 1 bis 3 wiederholen
Augenlinie (Schritt 8)	• ↑ Augen in einer gedachten Linie vom Boden zur Decke führen

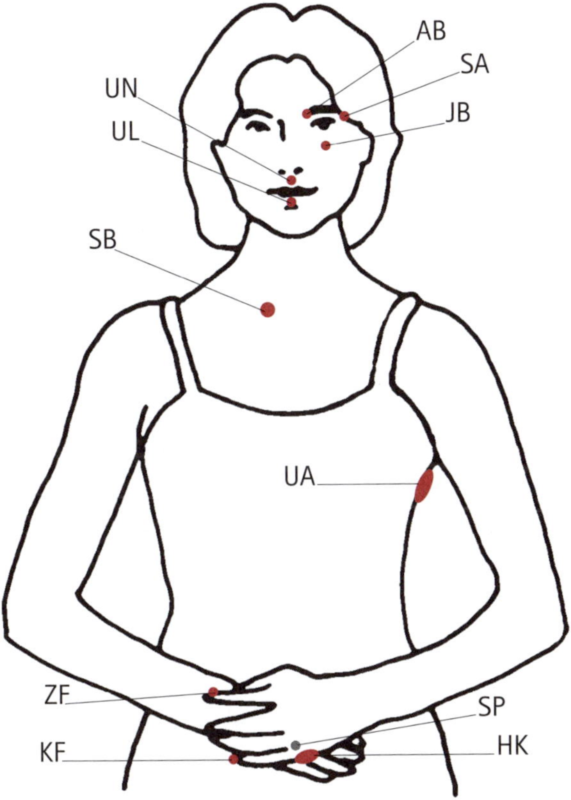

Abbildung TFT mit Lagebeschreibung der Punkte

ESM – *Emotional Self Management* Emotionales Selbstmanagement von Peter Lambrou und George Pratt

ESM oder „Emotionales Selbstmanagement“ wurde von den beiden Psychologen Peter Lambrou und George Pratt entwickelt. Es basiert auf TFT von Roger Callahan und arbeitet genau wie dieses mit Formeln für spezielle Probleme.
Lambrou und Pratt arbeiten als Psychologen besonders mit emotionalen Problemen. Für sie sind Emotionen das Ergebnis der von unseren Gedanken erzeugten elektromagnetischen Energie und der damit verbundenen, im Körper stattfindenden elektrischen und chemischen Veränderungen. Hemmende oder störende Gefühle sind also gleichzeitig auch Störungen im Energiesystem und lassen sich deshalb ihrer Erfahrung nach über die mit den Emotionen verbundenen Meridiane auflösen. Sie schreiben:

» Durch das Klopfen wird dem System an der richtigen Stelle und zum richtigen Zeitpunkt Energie zugeführt – nämlich dann, wenn man sich das Problem vor Augen führt –, was es ermöglicht, die Blockade oder die Störung zu lösen. «

Lambrou und Pratt bezeichnen die Techniken der energetisch orientierten Psychologie, Bezug nehmend auf Callahan, als „Gedankenfeld-Therapien“ oder „Gedankenenergie-Therapien“.

Das Besondere an ESM

ESM basiert, wie gesagt, auf TFT, unterscheidet sich davon aber dadurch, dass es wesentlich ausführlicher ist – sowohl was die Anzahl der zu klopfenden Punkte anbelangt als auch den gesamten Behandlungsablauf. Integraler Teil jeder Behandlungssequenz ist nach dem Feststellen des Sud-Wertes eine Atemübung, das sogenannte „Atemgleichgewicht". Eine mögliche PU, die beim ESM „Polaritätsstörung" oder „-umkehrung" heißt, wird in einer sehr ausführlichen Form und in Kombination mit dem Klopfen dreier verschiedener Punkte (statt nur dem Handkantenpunkt oder dem Wunden Punkt in anderen Techniken) korrigiert. Eine weitere Besonderheit des ESM ist, dass beim Klopfen bestimmter Probleme zusätzlich mit Affirmationen gearbeitet wird. Der restliche Behandlungsablauf entspricht dann weitgehend dem der anderen Techniken.

Wenn Sie sich für die Hintergründe der energetisch orientierten Psychologie interessieren und mehr zu bestimmten Bereichen wissen möchten, kann ich Ihnen das Buch „Emotionale Befreiung" sehr empfehlen. Es ist für den Bereich der *Energy Psychology* sicher eines der klarsten und informativsten Bücher, auch wenn Sie vielleicht mit einer anderen Technik der Klopfakupressur arbeiten.

Die einzelnen Behandlungsschritte bei ESM

Einstimmung

Da auch beim ESM mit spezifischen Formeln für Beschwerden gearbeitet wird, ist es auch hier sehr wichtig, das vorherrschende Thema oder die stärkste Emotion möglichst genau zu definieren.

SUD-Wert

Der SUD-Wert heißt hier SPL-Wert – dabei steht die Abkürzung SPL für „Skala des persönlichen Leidensdrucks". Wie bei den anderen Techniken geht auch hier die Skala von 0 (= keinerlei Leidensdruck) bis 10 (= äußerstes Unbehagen).

Atemgleichgewicht

Bei ESM wird bei jeder Behandlungssequenz eine ausgleichende Atemübung dem eigentlichen Klopfen vorangestellt. Dabei geht es darum, einerseits Ängste und Stress abzubauen und andererseits die elektromagnetische Polung des Körpers wieder ins Gleichgewicht zu bringen.
Für diese Übung sollten Sie sich am besten auf einen Stuhl setzen. Sie lässt sich aber auch im Liegen oder Stehen durchführen:

- Kreuzen Sie den linken Fußknöchel über den rechten.
- Strecken Sie beide Arme nach vorne aus.
- Legen Sie nun den rechten Arm ausgestreckt über den linken und verschränken die Finger ineinander.
- Drehen Sie nun die verschränkten Hände nach unten-innen zuerst zum Bauch, dann weiter zur Brust und legen Sie sie auf der Höhe des Brustbeins ab.
- Atmen Sie nun durch die Nase ein und berühren Sie dabei mit der Zungenspitze den oberen Gaumen.
- Während Sie durch den Mund ausatmen, legen Sie die Zunge unten auf den Mundboden.

Führen Sie diese Übung etwa zwei Minuten durch und denken Sie während des Ein- und Ausatmens das Wort „Gleichgewicht".

PU-Korrektur

Der Mechanismus der psychischen Umkehrung wird von Lambrou und Pratt „Polaritätsstörung" oder „Polaritätsumkehrung" genannt. Nachdem mit dem Atemgleichgewicht die elektromagnetische Polarität des Körpers ausgerichtet wird, dient dieser Schritt nun dazu, die Polarität der Gedanken zu ordnen.

Der Unterschied zu den anderen Techniken der Klopfakupressur besteht darin, dass statt dem Punkt an der Handkante hier drei verschiedene Punkte geklopft bzw. gerieben werden – der Wunde Punkt auf der oberen Brustseite zwischen der 3. und 4. Rippe (dort befindet sich eine Vertiefung), der Punkt Unter der Nase und Unter der Unterlippe. Außerdem werden hier, statt der sonst üblichen zusammengefassten Form: *„Auch wenn ich dieses Problem habe, ist es in Ordnung"*, die möglichen Einwände gegen eine Veränderung oder Heilung individuell angesprochen.

Die einzelnen Schritte der Polaritätsumkehrung sind:

- **PU Allgemein** – massieren Sie den Wunden Punkt, während Sie dreimal sagen:
  „Ich nehme mich ganz und gar an, auch mit all meinen Problemen und Unzulänglichkeiten."
- **PU Beibehaltung** – massieren Sie den Wunden Punkt, während Sie dreimal sagen:
  „Ich nehme mich ganz und gar an, auch wenn ich dieses Problem beibehalten will."

- **PU Zukunft** – klopfen Sie den Punkt Unter der Nase (UN), während Sie dreimal sagen:
  „Ich nehme mich ganz und gar an, auch wenn ich das Problem künftig weiter haben werde."
- **PU Berechtigung** – klopfen Sie den Punkt Unter der Unterlippe (UL), während Sie dreimal sagen:
  „Ich nehme mich ganz und gar an, auch wenn ich es nicht verdient habe, dieses Problem zu überwinden."
- **PU Eigene Sicherheit** – massieren Sie den Wunden Punkt, während Sie dreimal sagen:
  „Ich nehme mich ganz und gar an, auch wenn es ein Risiko für mich bedeutet, dieses Problem zu überwinden."
- **PU Sicherheit anderer** – massieren Sie den Wunden Punkt, während Sie dreimal sagen:
  „Ich nehme mich ganz und gar an, auch wenn es ein Risiko für andere bedeutet, wenn ich dieses Problem überwinde."
- **PU Erlaubnis** – massieren Sie den Wunden Punkt, während Sie dreimal sagen:
  „Ich nehme mich ganz und gar an, auch wenn es mir nicht möglich ist, dieses Problem zu überwinden."
- **PU Genehmigung** – massieren Sie den Wunden Punkt, während Sie dreimal sagen:
  „Ich nehme mich ganz und gar an, auch wenn ich es mir nicht gestatte, dieses Problem zu überwinden."

- **PU Notwendigkeit** – massieren Sie den Wunden Punkt, während Sie dreimal sagen:
  „Ich nehme mich ganz und gar an, auch wenn ich nicht das Nötige tue, um dieses Problem zu überwinden."
- **PU Eigener Nutzen** – massieren Sie den Wunden Punkt, während Sie dreimal sagen:
  „Ich nehme mich ganz und gar an, auch wenn es nicht gut für mich ist, dieses Problem zu überwinden."
- **PU Fremder Nutzen** – massieren Sie den Wunden Punkt, während Sie dreimal sagen:
  „Ich nehme mich ganz und gar an, auch wenn es nicht gut für andere ist, wenn ich dieses Problem überwinde."
- **PU Ureigenes** – massieren Sie den Wunden Punkt, während Sie dreimal sagen:
  „Ich nehme mich ganz und gar an, auch wenn mich eine ureigene Blockade daran hindert, dieses Problem zu überwinden."

Klopfen

Beim ESM werden folgende Punkte geklopft (vgl. hierzu die Abbildung S. 59):

- AB = Augenbrauenpunkt: inneres Ende der Augenbraue
- SA = Seitlich des Auges: äußeres Ende der Augenbraue
- JB = Jochbein: unter dem Auge, auf der Mitte der Wange
- UN = Unter der Nase: in der Mitte zwischen Nase und Oberlippe
- UL = Unter der Unterlippe: auf der Mittellinie zwischen Unterlippe und Kinn
- SB = Schlüsselbeinpunkt: am Zusammenschluss zwischen Brust- und Schlüsselbein
- UA = Unter dem Arm: Achselhöhle, in Verlängerung der Achsel
- HK = Handkantenpunkt (auch: PU-Punkt): an der Außenkante der Hand
- DP = Daumenpunkt: am Nagelfalz der dem Körper zugewandten Seite
- ZF = Zeigefingerpunkt: am Nagelfalz der dem Körper zugewandten Seite
- MF = Mittelfingerpunkt: am Nagelfalz der dem Körper zugewandten Seite
- KF = Kleinfingerpunkt: am Nagelfalz der dem Körper zugewandten Seite
- SP = Serienpunkt (auch: Gamutpunkt): auf dem Handrücken in der Sehnenvertiefung zwischen Ringfinger und kleinem Finger

Für die Korrektur einer PU wird neben den oben erwähnten Punkten UN und UL, der Wunde Punkt massiert:

- WP = Wunder Punkt: auf der oberen Brust zwischen der 3. und 4. Rippe

9G-Behandlungsserie

Die 9G-Behandlungsserie wird im ESM „Brücke" genannt und besteht aus den gleichen Schritten wie beim TFT:

- Klopfen des Serienpunktes auf dem Handrücken

Dabei *gleichzeitig* nacheinander:

- Augen schließen
- Augen öffnen, dabei nach rechts unten schauen
- Nach links unten schauen
- Mit den Augen einen Kreis in eine Richtung beschreiben
- Mit den Augen einen Kreis in die andere Richtung beschreiben
- Einige Noten eines beliebigen Liedes summen, etwa „Happy Birthday"
- Von 1 bis 5 zählen
- Noch einmal einige Noten summen

Augenlinie/-rollen
Genau wie TFT schließt auch jede ESM-Behandlungssequenz mit dem Augenrollen ab, das bei ESM als „Augenkreisen" bezeichnet wird. Dabei wird der Serienpunkt auf dem Handrücken geklopft, während die Augen bei geradem Kopf eine gedachte Linie vom Boden zur Decke beschreiben.

Kurzanleitung ESM und Abbildung der Punkte

Einstimmung (Schritt 1)	• *„Ich habe dieses Problem."*
SUD (Schritt 2)	• *„0–10"*
Atemgleichgewicht (Schritt 3)	• Atemübung
PU-Korrektur (Schritt 4)	• *„Ich nehme mich ganz und gar an, …"* + WP, UN, UL
Klopfen (Schritt 5)	• Punkte/Formeln
9G-Serie (Schritt 6)	• Serienpunkt klopfen, dabei Augenbewegungen/Summen/Zählen
Klopfen (Schritt 7)	• Punkte/Formeln wiederholen
SUD (Schritt 8)	• *„0–10"*
Augenlinie (Schritt 9)	• Augen in einer gedachten Linie vom Boden zur Decke führen

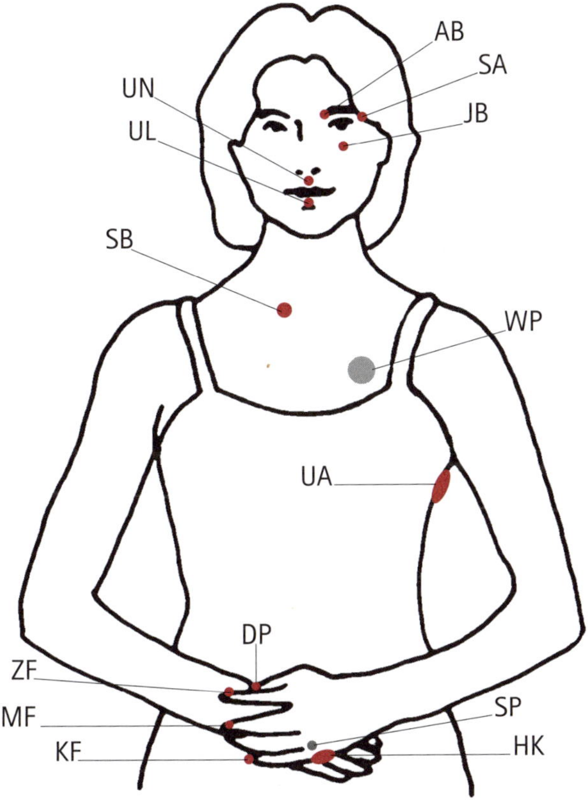

Abbildung ESM mit Lagebeschreibung der Punkte

EFT – *Emotional Freedom Techniques* Technik der Emotionalen Freiheit von Gary Craig

EFT wurde von dem amerikanischen Ingenieur Gary Craig auf der Basis von TFT entwickelt und ist heute aufgrund seiner Effektivität und Anwenderfreundlichkeit eine der am weitesten verbreiteten Techniken der Klopfakupressur. Sie hat sich, abgesehen von TAT und vielleicht MFT, am weitesten von der Arbeit Callahans emanzipiert und zu einer eigenständigen Methode weiterentwickelt.

Das Besondere an EFT

Der größte Unterschied zum TFT besteht darin, dass beim EFT bei jedem Problem der gleiche Ablauf mit denselben Punkten geklopft wird. Gary Craigs Argumentation dafür ist, dass die Diagnose, welche Meridiane betroffen sind, länger dauert, als prophylaktisch alle Punkte zu klopfen. Dieser vereinheitlichte Ablauf ermöglicht es Selbstanwendern, auch ohne kinesiologisch ausgebildeten Therapeuten, effektiv zu arbeiten – auch wenn das Problem am Anfang vielleicht sehr unklar oder komplex ist.
Insgesamt werden beim EFT mehr Punkte geklopft als beim TFT, wobei Craig im Lauf der Jahre die Anzahl der geklopften Punkte reduziert hat (wie auch der gesamte Ablauf einfacher geworden ist). Die Fingerpunkte klopft Gary Craig nur noch sehr selten, dafür hat er einen neuen Punkt auf dem höchsten Punkt des Scheitels neu dazugenommen. Wenn Sie die Klopfakupressur erst neu für sich

entdeckt haben, würde ich Ihnen empfehlen, zuerst mit der ausführlichen Variante zu arbeiten und dann nach und nach auszuprobieren, ob und wie Sie die Technik vereinfachen können, sodass sie vielleicht noch schneller und effektiver ist.

Beim Klopfen der einzelnen Punkte wird das Thema noch einmal in Kurzform wiederholt – auch das ist ein Unterschied zu TFT, das während der Behandlung ohne Sprache arbeitet. Sprache ist, wenn auch nicht unbedingt bei EFT generell, so doch zumindest bei der Arbeit von Gary Craig selbst, ein wichtiger Bestandteil der Behandlung (hier bestehen die Variationen im Gebrauch der Worte und nicht, wie beim TFT, in der Auswahl der Klopfpunkte). Gary Craig hat sehr viel Erfahrung in Techniken der Persönlichkeitsentwicklung wie NLP (Neurolinguistische Programmierung) und er arbeitet sehr viel und auf eine äußerst heilsame Art mit Sprache. Und auch wenn man EFT genauso gut ohne Worte anwenden kann, so stelle ich doch immer wieder fest, wie befreiend und wichtig es ist, Dinge aussprechen zu können (abgesehen davon, dass auch zusätzliche Areale im Gehirn durch das Sprechen aktiviert werden).

Der Grund, weshalb sich EFT sehr gut für die Selbstanwendung eignet, ist der immer gleiche Ablauf: Einmal gelernt, lässt sich die Technik auch in Notsituationen einfach anwenden. Und die Technik ist extrem vielseitig, da Sie keine Diagnose der betroffenen Meridiane brauchen, sondern eine Einstimmung auf das Thema genügt – Gary Craig sagt immer: *„Try it on everything – versuchen Sie's bei allem!"*

Die einzelnen Behandlungsschritte bei EFT

Einstimmung

Auch hier gilt: Formulieren Sie das Thema oder Problem so einfach, klar und direkt wie möglich. Falls Sie merken, dass Sie dem Klopfen selbst gegenüber gemischte Gefühle haben – zum Beispiel: *„Es sieht seltsam aus"*, *„Ich glaube nicht, dass dieses seltsame Klopfen wirkt"*, *„Ich habe überhaupt keine Lust zu klopfen"* oder Ähnliches –, dann arbeiten Sie zuerst damit, bevor Sie auf das eigentliche Thema übergehen.

SUD-Wert

Wie bei allen Techniken der Klopfakupressur gibt es auch beim EFT die Skala von 0 bis 10, die den momentanen (oder erinnerten) Stresswert in Bezug auf ein Problem feststellt. Falls Sie Schwierigkeiten mit dieser Skala haben, dann können Sie den Wert mit den Händen anzeigen oder diesen Teil der Behandlung ganz auslassen.

PU-Korrektur/Set-up

Beim EFT wird, zumindest bei der Selbstbehandlung, jeder Behandlung eine PU-Korrektur vorangestellt. Zwar ist erfahrungsgemäß nur in etwa 40 % aller Fälle eine PU vorhanden, es ist ohne Testmöglichkeit aber relativ schwierig festzustellen, ob das bei einem akuten Problem der Fall ist oder nicht.

Genau wie beim TFT wird dafür der Handkantenpunkt geklopft – alternativ kann auch der sogenannte Wunde Punkt zwischen der 3. und 4. Rippe auf jeder Seite der Brust gerieben werden. Dazu wird das Problem noch einmal in der Form ausgesprochen:

- *„Auch wenn ich dieses Problem (setzen Sie hier Ihr aktuelles Problem ein) habe, liebe und akzeptiere ich mich voll und ganz."*

Wenn Sie Schwierigkeiten mit dem zweiten Teil des Satzes haben, dann können Sie auch einfach „ ... *ist es in Ordnung*", oder: „ ... *bin ich völlig in Ordnung*" einsetzen.

- *„Auch wenn ich dieses Problem (setzen Sie hier Ihr aktuelles Problem ein) habe, ist es in Ordnung."*

Es geht dabei nicht darum, das Problem gut zu finden, sondern seine Existenz anzuerkennen (es ist offensichtlich da, ob Sie es wollen oder nicht). Und es geht darum, dass nichts, was Sie erlebt oder getan haben, nichts, was Sie gerade erleben oder tun, Ihren grundsätzlichen Wert und Ihre Würde verändern kann.

Klopfen

Beim EFT werden folgende Punkte geklopft (vgl. hierzu die Abbildung S. 67):

- SCH = Scheitelpunkt: auf dem höchsten Punkt des Scheitels
- AB = Augenbrauenpunkt: inneres Ende der Augenbraue

- SA = Seitlich des Auges: äußeres Ende der Augebraue
- JB = Jochbein: unter dem Auge, auf der Mitte der Wange
- UN = Unter der Nase: in der Mitte zwischen Nase und Oberlippe
- UL = Unter der Unterlippe: auf der Mittellinie zwischen Unterlippe und Kinn
- SB = Schlüsselbeinpunkt: am Zusammenschluss zwischen Brust- und Schlüsselbein
- UA = Unter dem Arm: Achselhöhle, in Verlängerung der Achsel

Zusätzlich können noch folgende Punkte an der Hand geklopft werden:

- DP = Daumenpunkt: am Nagelfalz der dem Körper zugewandten Seite
- ZF = Zeigefingerpunkt: am Nagelfalz der dem Körper zugewandten Seite
- MF = Mittelfingerpunkt: am Nagelfalz der dem Körper zugewandten Seite
- KF = Kleinfingerpunkt: am Nagelfalz der dem Körper zugewandten Seite

Beim Klopfen der Punkte wird das Thema in Kurzform noch einmal pro Punkt wiederholt – aus der Formulierung: „*Auch wenn ich solche Probleme mit Mathe habe, liebe und akzeptiere ich mich voll und ganz*", wird dabei: „*Probleme mit Mathe*". Das dient dazu, auf das Problem eingestimmt zu bleiben und nicht mit den Gedanken zu „wandern"

– vor allem dann, wenn die Intensität durch das Klopfen nachlässt und das Problem nicht mehr so akut ist.
Wie beim TFT wird während der Korrektur einer PU der PU-Punkt an der Handaußenkante und während der Brücke der Serienpunkt auf dem Handrücken geklopft:

- SP = Serienpunkt (auch: Gamutpunkt): auf dem Handrücken in der Sehnenvertiefung zwischen Ringfinger und kleinem Finger
- HK = Handkantenpunkt (auch: PU-Punkt): an der Außenkante der Hand

9G-Behandlungsserie

Im Vergleich zum TFT ist die Brücke beim EFT inzwischen etwas verkürzt und besteht nun aus folgenden Schritten:

- Klopfen des Serienpunktes auf dem Handrücken

Dabei *gleichzeitig* nacheinander:

- Augen schließen
- Augen öffnen
- Mit den Augen einen Kreis in eine Richtung beschreiben
- Mit den Augen einen Kreis in die andere Richtung beschreiben
- Einige Noten eines beliebigen Liedes summen, z. B. „Happy Birthday"
- Von 1 bis 5 zählen
- Noch einmal einige Noten summen

Kurzanleitung EFT und Abbildung der Punkte

Einstimmung (Schritt 1)	• *„Ich habe dieses Problem."*
SUD (Schritt 2)	• *„0–10"*
PU-Korrektur (Schritt 3)	• *„Auch wenn ich dieses Problem habe, liebe und akzeptiere ich mich voll und ganz."* + HK/WP
Klopfen (Schritt 4)	• Punkte + Erinnerungssatz
9G-Serie (Schritt 5)	• Serienpunkt klopfen, dabei Augenbewegungen/Summen/Zählen
Klopfen (Schritt 6)	• Punkte/Formeln wiederholen + Erinnerungssatz
SUD (Schritt 7)	• *„0–10"*

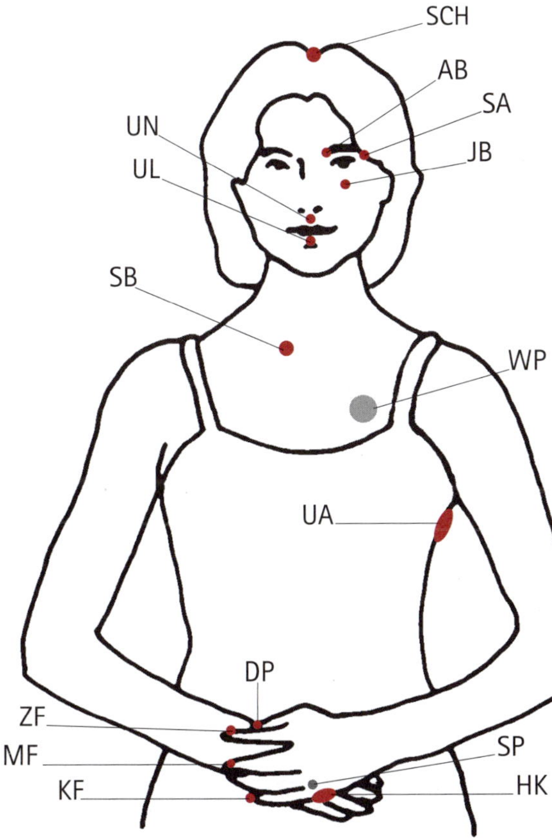

Abbildung EFT mit Lagebeschreibung der Punkte

NAEM – *Negative Affect Erasing Method* Methode zur Auflösung von negativen Zuständen von Fred P. Gallo

NAEM wurde von dem amerikanischen Psychologen Fred P. Gallo entwickelt, der auch den Begriff der energetisch orientierten Psychologie geprägt hat.
Die Technik basiert auf TFT, Gallo hat sich aber auch intensiv mit Kinesiologie (hier besonders mit der *Applied* und der *Behavioral Kinesiology*), Akupunktur und Akupressur beschäftigt.
Daraus entwickelte er EDxTM, eine Technik, die für Therapeuten gedacht ist und eine sehr komplexe kinesiologische Diagnostik beinhaltet. Für die Selbstanwendung hat Gallo eine vereinfachte Variante, das NAEM, entwickelt. NAEM (*Negative Affect Erasing Method*) wird manchmal auch als MET („Mittellinien-Energie-Technik") bezeichnet – nicht zu verwechseln mit M.E.T. nach Franke.

Das Besondere an NAEM

Das Besondere an NAEM ist, dass ausschließlich auf der Mittelinie des Körpers geklopft wird. Während Gallo beim EDxTM mit Formeln ähnlich dem TFT arbeitet (anders als Callahan ist Gallo allerdings der Ansicht, dass zwar die Punkte, nicht aber die Reihenfolge, in der sie geklopft werden, wichtig ist), wird beim NAEM für jedes Problem der gleiche Behandlungsablauf verwendet. NAEM lässt sich aber nicht nur für die Reduktion negativer Zustände, sondern auch für die Unterstützung positiver Überzeugungen und Visionen einsetzen. Dabei klopft man die Punkte, während man sich das gewünschte Ergebnis vorstellt.

Die einzelnen Behandlungsschritte bei NAEM

Einstimmung

Wie bei allen Techniken der Klopfakupressur ist es auch bei NAEM wichtig, sich vor der Behandlung auf das Thema einzustimmen. Dabei empfiehlt Gallo, sich jeweils auf einen spezifischen Aspekt des Problems zu konzentrieren und mit diesem zu arbeiten. Wenn das nicht möglich ist, etwa weil das Problem sehr komplex oder unklar ist, dann kann man einige Runden mit dem generellen Problem klopfen – erfahrungsgemäß klärt sich das Thema dann und spezifische Ereignisse oder Gefühle kommen an die Oberfläche, mit denen man weiterarbeiten kann.

SUD-Wert

NAEM arbeitet ebenfalls mit der SUD-Skala von 0 bzw. 1 (= völlige Entspannung im Bezug auf das Thema) bis 10 (= äußerster Stress in Bezug auf das Thema). Eine zweite Skala, die Gallo den PBS-Wert nennt (die Abkürzung steht für *Positive Belief Score*, was übersetzt so viel heißt wie „Wert positiver Überzeugung"), dient dazu, die emotionale Realität positiver Überzeugungen oder Vorstellungen zu überprüfen.

PU-Korrektur

In der hier vorgestellten, sehr einfachen Form des NAEM gehört die PU-Korrektur, genau wie die Schlüsselbeinatmung, die 9G-Behandlungsserie und das Augenrollen/-linie nicht zur Behandlungssequenz. Diese Techniken werden aber dann ergänzt, wenn sie nötig sind, also wenn der SUD-Wert nicht zurückgeht. Bei einer PU-Korrektur wird der Wunde Punkt gerieben oder der Handkantenpunkt geklopft, während der folgende Satz gesagt wird:

- *„Ich akzeptiere mich ganz, auch wenn ich dieses Problem habe.", oder:*
- *„Ich nehme mich vollständig an mit all meinen Problemen und Grenzen."*

Dann wird die ganze Behandlungssequenz wiederholt.

Klopfen

Bei der vereinfachten Form von NAEM werden folgende vier Punkte geklopft (vgl. Abbildung S. 73):

- GG 24,5 = Stirnpunkt: oberhalb der Augenbrauen, mittig auf der Stirn
- UN = Unter der Nase: in der Mitte zwischen Nase und Oberlippe
- UL = Unter der Unterlippe: auf der Mittellinie zwischen Unterlippe und Kinn
- ZG 20 = Thymuspunkt: unterhalb des Brustbeins auf der Höhe der Thymusdrüse

Der erste Punkt befindet sich, genau wie der Punkt Unter der Nase, auf dem sogenannten „Gouverneursgefäß" („Gefäß" ist eine andere Bezeichnung für „Meridian") und ist physiologisch der Zirbeldrüse zuzuordnen. Der Thymuspunkt entspricht, genau wie der Punkt Unter der Unterlippe, dem Zentralgefäß und ist der Thymusdrüse zuzuordnen.

9G-Behandlungsserie/Gehirnbalance

Fred Gallo nennt die 9G-Behandlungsserie „Gehirnbalance" und führt sie in einer etwas verkürzten Form bei Bedarf aus, also wenn der Stresswert nicht sinkt. In diesem Fall wird sie vor der eigentlichen Klopfbehandlung und nach der Einstimmung durchgeführt:

- Klopfen des Serienpunktes auf dem Handrücken

Dabei *gleichzeitig* nacheinander:

- Mit den Augen einen Kreis in eine Richtung beschreiben
- Mit den Augen einen Kreis in die andere Richtung beschreiben
- Einige Noten eines beliebigen Liedes summen, etwa „Happy Birthday"
- Von 1 bis 5 zählen
- Noch einmal einige Noten summen

Kurzanleitung NAEM und Abbildung der Punkte

Einstimmung (Schritt 1)	• *„Ich habe dieses Problem."*
SUD (Schritt 2)	• *„0–10"*
Klopfen (Schritt 3)	• Punkte • Stirnpunkt (GG 24,5) so lange klopfen, bis SUD-Wert deutlich zurückgeht (um 2 oder mehr Punkte), dann: • UN 7-mal klopfen • UL 7-mal klopfen • Thymuspunkt (ZG 20) 15- bis 20-mal klopfen
SUD (Schritt 4)	• *„0–10"*

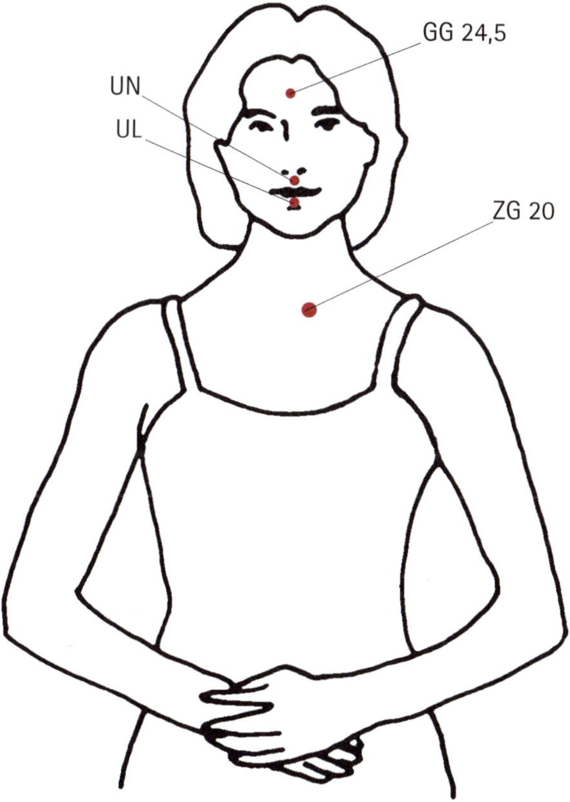

Abbildung NAEM mit Lagebeschreibung der Punkte

M.E.T. nach Franke – Die Meridian-Energie-Technik von Rainer und Regina Franke

M.E.T. nach Franke hat sich auf der Basis von EFT entwickelt und dieses um einige Schritte ergänzt. Der deutsche Gestaltpsychotherapeut Rainer Franke und seine Frau Regina unterrichten und wenden diese Technik vor allem im deutschsprachigen Raum mit Erfolg an.

Das Besondere an M.E.T.

Beim M.E.T. wird vor jeder Klopfsequenz die Thymusdrüse beklopft, während ein sogenannter „Motivationssatz" gesprochen wird. Statt am Nagelfalz auf der dem Körper zugewandten Seite wird der Punkt am Mittelfinger auf der Spitze des Fingers geklopft.
Dabei sind Rainer und Regina Franke – anders als Roger Callahan – nicht der Meinung, dass es sich bei Schmerzen oder negativen Emotionen um ein gestörtes Gedankenfeld handelt. Sie verstehen Meridiane als Bahnen des Bewusstseins und Probleme als Einstimmung auf das morphische Feld eines Traumas (morphische Felder sind Informationsfelder, die der Verhaltensforscher Rupert Sheldrake seit vielen Jahren untersucht). Das Klopfen löst ihrer Ansicht nach keine Energieblockade, sondern ermöglicht eine Verbindung mit einem höherwertigen morphischen Feld – zum Beispiel statt Schuld nun Vergebung.

Die einzelnen Behandlungsschritte bei M.E.T.

Einstimmung

Auch beim M.E.T. beginnt jeder Behandlungsablauf damit, dass Sie sich auf das Thema, das Sie belastet, einstimmen. Formulieren Sie es so einfach, klar und prägnant wie möglich.

SUD-Wert

Bestimmen Sie den Grad der Belastung auf einer Skala von 0 (= keine Angst oder Belastung) bis 10 (= höchster Grad an Angst oder Belastung).

Thymusklopfen

Für diesen Schritt wird mit der Faust oder drei Fingern im 3/4-Takt sanft auf den Bereich der Thymusdrüse ca. 10 Zentimeter unterhalb der Halsgrube geklopft. Dabei wird 10 bis 12-mal der Satz gesagt:

- *„Ich liebe, glaube, vertraue, bin dankbar und mutig."*

Dieser Satz heißt beim M.E.T. „Motivationsformel" und dient dazu, vor der eigentlichen Behandlung zu ermutigen und zu motivieren.

PU-Korrektur/Set-up

Dieser Schritt heißt im M.E.T. „Vorbereiten", eine psychische Umkehrung wird hier als „Energetische Fehlschaltung" bezeichnet. Korrigiert wird eine mögliche PU, indem der Wunde Punkt (hier auch „Heilender Punkt" oder HP genannt) massiert wird und dabei je dreimal die folgenden Sätze gesagt werden:

- *„Obwohl ich dieses Problem habe, liebe und akzeptiere ich mich so, wie ich bin."*
- *„Obwohl ich es nicht verdient habe, das Problem zu überwinden, liebe und akzeptiere ich mich, wie ich bin."*

Klopfen

Beim M.E.T. werden folgende Punkte geklopft (vgl. hierzu die Abbildung S. 79):

- AB = Augenbrauenpunkt: inneres Ende der Augenbraue
- SA = Seitlich des Auges: äußeres Ende der Augenbraue
- JB = Jochbein: unter dem Auge, auf der Mitte der Wange
- UN = Unter der Nase: in der Mitte zwischen Nase und Oberlippe
- UL = Unter der Unterlippe: auf der Mittellinie zwischen Unterlippe und Kinn
- SB = Schlüsselbeinpunkt: am Zusammenschluss zwischen Brust- und Schlüsselbein
- UA = Unter dem Arm: Achselhöhle, in Verlängerung der Achsel
- DP = Daumenpunkt: am Nagelfalz der dem Körper zugewandten Seite
- ZF = Zeigefingerpunkt: am Nagelfalz der dem Körper zugewandten Seite
- MF = Punkt auf der Mittelfingerspitze: auf der Spitze des Mittelfingers

- KF = Kleinfingerpunkt: am Nagelfalz der dem Körper zugewandten Seite
- HK = Handkantenpunkt (auch: PU-Punkt): an der Außenkante der Hand
- SCH = Scheitelpunkt: auf dem höchsten Punkt des Scheitels

Beim Klopfen der Punkte wird das Thema in Kurzform als „Behandlungssatz" noch einmal pro Punkt wiederholt. Dabei wird ca. 8- bis 10-mal auf jeden Punkt geklopft.

9G-Behandlungsserie

Die 9G-Behandlungsserie heißt im M.E.T. „Verankern" und besteht aus folgenden Schritten:

- Klopfen des Serienpunktes auf dem Handrücken

Dabei *gleichzeitig* nacheinander:

- Augen schließen
- Augen öffnen
- Nach links unten schauen
- Nach rechts unten schauen
- Mit den Augen einmal im Uhrzeigersinn kreisen
- Mit den Augen einmal gegen den Uhrzeigersinn kreisen
- Einige Noten eines beliebigen Liedes summen, etwa „Happy Birthday"
- Die Augen geradeaus richten
- Von 7 bis 1 rückwärts zählen
- Noch einmal einige Noten summen

Kurzanleitung M.E.T. und Abbildung der Punkte

Atemgleichgewicht (Schritt 1)	• Atemübung
Einstimmung (Schritt 2)	• *„Ich habe dieses Problem."*
SUD (Schritt 3)	• *„0–10"*
Thymusklopfen (Schritt 4)	• *„Ich liebe, glaube, vertraue, ich bin dankbar und mutig."* + Thymusareal
PU-Korrektur (Schritt 5)	• *„Obwohl ich dieses Problem habe, liebe und akzeptiere ich mich so, wie ich bin."* + WP • *„Obwohl ich es nicht verdient habe, dieses Problem zu überwinden, liebe und akzeptiere ich mich so, wie ich bin."* + WP
Klopfen (Schritt 6)	• Punkte + Behandlungssatz
9G-Serie (Schritt 7)	• Serienpunkt klopfen, dabei Augenbewegungen/Summen/Zählen
SUD (Schritt 8)	• *„0–10"*

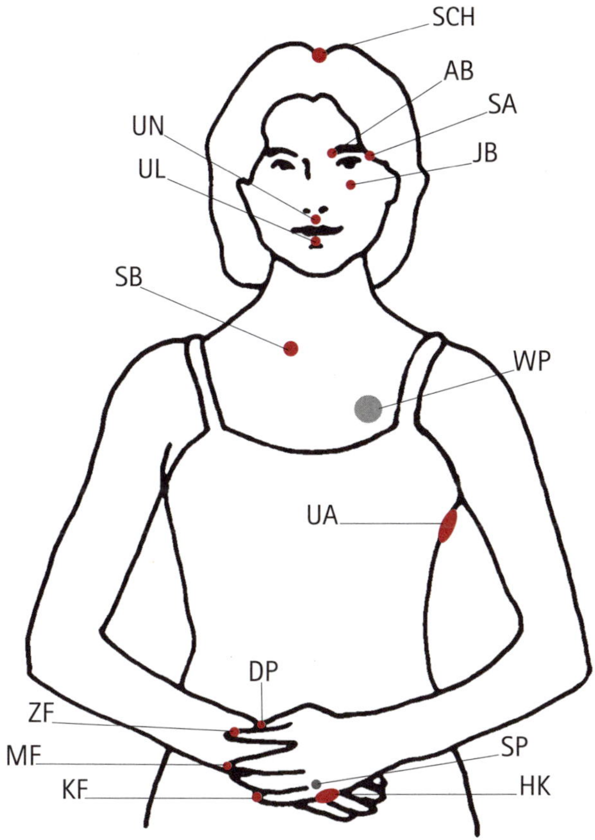

Abbildung M.E.T. mit Lagebeschreibung der Punkte

TAT – *Tapas Acupressure Technique* Die Tapas-Akupressur-Technik von Elizabeth Tapas Fleming

TAT wurde von der amerikanischen Akupunkteurin Elizabeth Tapas Fleming entwickelt. Es gehört, wie alle hier beschriebenen Techniken, zur energetisch orientierten Psychologie und ist eine sehr schöne und effektive Technik.

Das Besondere an TAT

Das, was diese Technik von den anderen Techniken der Klopfakupressur unterscheidet, ist zum einen, dass die Punkte nur gehalten und nicht geklopft werden. Dabei nimmt man die sogenannte „TAT-Haltung" ein, die nachfolgend näher beschrieben wird und eine Form des aus der Kinesiologie bekannten „Stirn-Hinterhaupt-Halten" ist. Tapas Fleming hat diese Technik weiterentwickelt und sie in einen sehr umfassenden und effektiven Prozess eingebunden.
TAT eignet sich sehr gut bei komplexeren Themen und solchen Themen, die keine klar definierbaren Aspekte haben. Es hat die gleichen Anwendungsschwerpunkte wie die anderen Techniken der Klopfakupressur, wobei Tapas Fleming sie ursprünglich vor allem für die Behandlung von Traumata und Allergien entwickelt hat. Sie lässt sich aber auch sehr erfolgreich bei einer Vielzahl von anderen körperlichen und psychisch-emotionalen Beschwerden anwenden. Tapas empfiehlt, TAT pro Tag nicht länger als

20 Minuten durchzuführen und nach der Behandlung sechs bis acht Gläser Wasser zu trinken.

Die einzelnen Behandlungsschritte bei TAT

Die TAT-Haltung

Die TAT-Haltung wird nach der Auswahl des Problems eingenommen und während der gesamten Behandlung beibehalten. Halten Sie dafür die beiden Augenbrauenpunkte (AB) mit dem Daumen und Ringfinger der einen Hand, während der Mittelfinger derselben Hand auf dem Bereich zwischen den Augenbrauen (Stirnpunkt) liegt (vgl. Abbildung S. 87). Gleichzeitig wird die andere Hand quer auf den Hinterkopf gelegt, dass sich Daumen und Zeigefinger etwa auf der Höhe des Schädelansatzes befinden. Die Hände können während der Behandlung gewechselt oder zwischen den einzelnen Schritten ausgeruht und abgelegt werden.

1. Schritt: Das Problem

Identifizieren Sie ein Problem, das Sie bearbeiten möchten, und stellen Sie fest, wie sehr es Sie im Moment belastet. Nehmen Sie dann die TAT-Haltung ein, fokussieren Sie sich erneut auf das Problem und halten Sie diese Position für vier bis fünf Minuten oder so lange, bis Sie eine Veränderung spüren. Denken Sie nun erneut an das Problem und überprüfen Sie den SUD-Wert. Sollte er noch nicht deutlich gesunken sein, wiederholen Sie Schritt 1.
Sie können für diesen Schritt ganz einfach das Problem

formulieren und etwa mit der folgenden Formulierung arbeiten: „*Ich habe Angst vor dem Gespräch morgen*", oder: „*Alles, was dazu geführt hat, dass ich Angst vor dem Gespräch morgen habe.*" Bei belastenden Ereignissen in der Vergangenheit empfiehlt Fleming die Formulierung:

- *„Das ... ist geschehen." (z. B.: „Dieser Unfall ist geschehen.").*

2. Schritt: Das Gegenteil des Problems

Nachdem Sie sich zuerst auf das Problem und damit den momentanen Ist-Zustand konzentriert haben, geht es bei Schritt 2 nun darum, sich das Gegenteil zu vergegenwärtigen. Dabei können Sie einfach das Problem in die Formulierung einfügen:

- *„Es stimmt nicht, dass ..." (z. B.: „Es stimmt nicht, dass ich Angst vor dem Gespräch morgen habe.")*

Dabei geht es nicht darum, etwas zu negieren oder mit positivem Denken zu überdecken. Vielmehr geht es darum, eine neue Möglichkeit zu eröffnen, wo bislang nur Platz für eine einzige war – nämlich das Problem. Das lockert verkrustete Strukturen und lässt uns die Wahl.
Bei Ereignissen hat sich folgender Satz bewährt:

- *„Das ... ist geschehen, es ist jetzt vorbei, mir geht es jetzt gut und ich kann mich entspannen.", oder:*
- *„All das ist geschehen, es ist jetzt vorbei und es verursacht jetzt nicht länger mein Problem."*

Alle Schritte ab Schritt 2 können etwa eine Minute lang in der TAT-Haltung gehalten werden, oder so lange, bis Sie das Gefühl haben, dass alles getan ist.

3. Schritt: Die Orte, an denen das Problem gespeichert ist

Traumatische Ereignisse oder negative Überzeugungen werden oft an bestimmten Stellen – im Körper oder an Orten, die uns daran erinnern – gespeichert. Bei diesem Schritt geht es darum, diese alten Erinnerungen aufzulösen.

Sollten Sie eine Verbindung zu einer höheren, spirituellen Kraft haben, dann empfiehlt Tapas Fleming hier und in den folgenden Schritten die Formulierung:

- *„Gott (oder welchen Namen Sie verwenden), vielen Dank für die Heilung all der Orte in meinem Körper, Geist und Leben, wo dieses Problem gespeichert war."*

4. Schritt: Die Ursprünge/Ursachen des Problems

In diesem Schritt werden alle Ursprünge und Ursachen, die zu dem momentanen Problem geführt haben, behandelt – das können Ereignisse, Erfahrungen, aber auch unbewusste Eindrücke sein. Dafür ist es nicht notwendig, sich der Ursprünge bewusst zu sein. Die Intention, sie zu heilen, reicht vollkommen aus.

5. Schritt: Vergebung

Ein zentraler Bestandteil einer TAT-Behandlung ist Vergebung. Indem man den beteiligten Personen vergibt – dabei ist es nicht notwendig, an alle Personen einzeln zu denken – und selbst um Verzeihung bittet, ist man nicht mehr an das Problem gebunden und es kann sich auflösen.

6. Schritt: Einwände/PUs

Dieser Schritt heißt beim TAT *Parts* oder „Teile". Dabei geht es um die Heilung der Teile oder Bereiche in mir, die einen Nutzen aus dem bestehenden Problem ziehen und Einwände gegen eine Heilung haben. Dabei reicht das Einnehmen der TAT-Haltung und das Fokussieren auf den Satz:

- *„Alle Teile von mir, die einen Nutzen aus diesem Problem ziehen, heilen jetzt."*

7. Schritt: Reste lösen

Bei Schritt 7 geht es darum, alle eventuell noch verbliebenen Reste des Problems zu lösen – Sie müssen auch hier nicht wissen, ob und welche das genau sind.
Konzentrieren Sie sich jetzt erneut auf Ihr Problem und achten Sie darauf, ob möglicherweise noch ein neuer Aspekt an die Oberfläche gekommen ist. Bearbeiten Sie diesen ebenfalls mit TAT, wobei meistens die ersten beiden Schritte genügen.

8. Schritt: Neue Möglichkeiten

Dies ist immer bei jeder TAT-Behandlung mein Lieblingsschritt. Stellen Sie sich hier möglichst lebendig und bildhaft das neue, positive Ergebnis der Behandlung vor. Wenn Sie zum Beispiel Auftrittsangst hatten, sehen Sie sich selbst vollkommen entspannt und mit Freude auf der Bühne stehen. Sprechen oder singen und fühlen Sie das, was Sie dann fühlen möchten. Sie können diesen Schritt auch noch mit folgendem Satz unterstützen:

- *„Ich entscheide mich jetzt für ...!"*

9. Schritt: Integration

Dieser letzte Schritt dient – ähnlich wie die Augenlinie in einigen der anderen hier beschriebenen Techniken – der Integration der Behandlung. Dieser Schritt besteht aus drei Teilen. Richten Sie zuerst Ihre Aufmerksamkeit auf folgenden Satz:

- *„Diese Heilung/Behandlung ist jetzt vollständig integriert."*

Wechseln Sie jetzt die Hände und fokussieren Sie sich noch einmal auf den Satz:

- *„Diese Heilung/Behandlung ist jetzt vollständig integriert."*

Legen Sie jetzt Ihre Fingerspitzen so um beide Ohren, als würden Sie sie bedecken wollen. Dabei liegen die Daumen dort, wo die Ohrläppchen sind, und die kleinen Finger an der höchsten Stelle der Ohren. Halten Sie auch diese Position etwa eine Minute lang, während Sie sich auf den Satz konzentrieren:

- *„Diese Heilung/Behandlung ist jetzt vollständig integriert."*

Kurzanleitung TAT und Abbildung der Punkte

Die TAT-Haltung einnehmen	• Daumen und Ringfinger einer Hand auf AB, Mittelfinger auf Stirnpunkt (GG 24,5) • Andere Hand quer auf Hinterkopf
Das Problem (Schritt 1)	• *„Ich habe dieses Problem."* • *„Das ist geschehen."* • *„Alles, was zu diesem Problem geführt hat, ist geschehen."*
Das Gegenteil (Schritt 2)	• *„Es ist nicht wahr, dass ich dieses Problem habe."* • *„Das ist geschehen, es ist vorüber, mir geht es gut und ich kann mich jetzt entspannen."* • *„All das ist geschehen, es ist vorüber und verursacht jetzt nicht mehr länger mein Problem."*
Speicherorte (Schritt 3)	• *„All die Orte in meinem Körper, Geist und in meinem Leben, wo dieses Problem gespeichert war, heilen jetzt."*
Ursprünge (Schritt 4)	• *„All die Ursprünge und Ursachen dieses Problems heilen jetzt."*
Vergebung (Schritt 5)	• *„Ich entschuldige mich bei allen, die ich in Zusammenhang mit meinem Problem verletzt habe, und wünsche ihnen Liebe, Glück und Frieden."* • *„Ich vergebe allen, die mich in Zusammenhang mit meinem Problem verletzt haben, und wünsche ihnen Liebe, Glück und Frieden."* • *„Ich vergebe jedem, den ich dafür verantwortlich gemacht habe, auch Gott und mir selbst."*
Einwände (Schritt 6)	• *„All die Teile von mir, die irgendeinen Vorteil aus diesem Problem gezogen haben, heilen jetzt."*
Reste lösen (Schritt 7)	• *„Was auch immer jetzt noch von diesem Problem übriggeblieben ist, heilt jetzt."*
Neue Wahl (Schritt 8)	• *„Ich entscheide mich jetzt für …"*
Integration (Schritt 9)	• *„Diese Heilung ist jetzt vollständig integriert."* dann Handposition wechseln und wiederholen: • *„Diese Heilung ist jetzt vollständig integriert."*

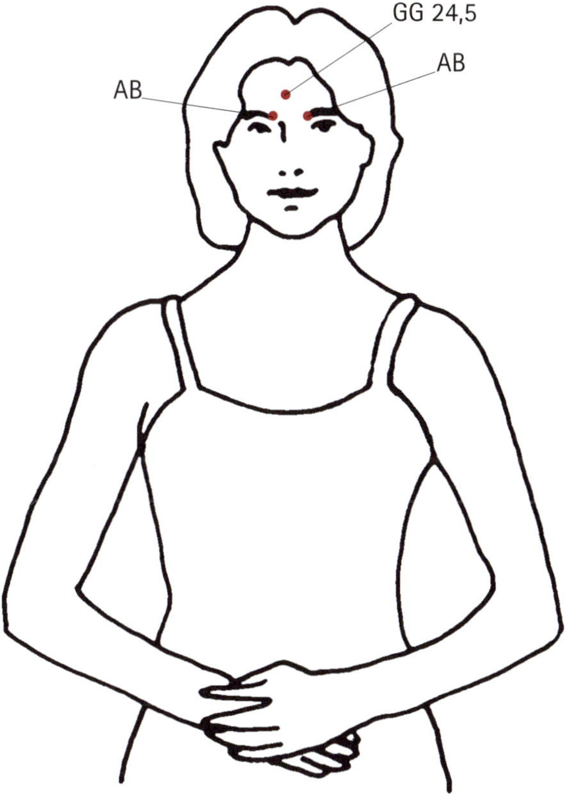

Abbildung TAT mit Lagebeschreibung der Punkte

Teil 2:

Anwendungsbeispiele von A bis Z

In diesem zweiten Teil des Buches finden Sie verschiedene, häufig vorkommende Beschwerden mit einer entsprechenden Klopfanleitung zur Selbstbehandlung. Dabei habe ich jeweils eine Technik ausgesucht, die sich bei dieser Beschwerde in der Praxis als effektiv und gut anwendbar erwiesen hat. Sie können aber selbstverständlich auch jede andere der in diesem Buch beschriebenen Techniken anwenden – besonders dann, wenn Sie eine „Lieblingstechnik" haben oder die hier beschriebene Technik bei Ihnen vielleicht nicht so wirkt, wie Sie sich das wünschen.
Sollte eine Beschwerde, die Sie behandeln möchten, hier nicht aufgelistet sein, dann suchen Sie sich am besten eine Anleitung für ein Thema, das Ihrem möglichst nahekommt und wandeln den Einstimmungssatz entsprechend ab.

Wenn Sie noch keine Erfahrung mit Klopfakupressur haben, kann es sinnvoll sein, vor der eigentlichen Behandlung einige Klopfsequenzen mit Ihren möglichen Zweifeln an der Wirksamkeit der Methoden durchzuführen. Dafür eignet sich etwa folgender Satz:

- *„Auch wenn ich nicht glaube, dass das Ganze funktioniert, weil ... (ich schon so viel ausprobiert habe, weil es zu einfach ist, weil es so seltsam aussieht etc.), bin ich völlig in Ordnung."*

Sollte sich nicht sofort eine Verbesserung einstellen, dann bleiben Sie so lange hartnäckig, bis alle Aspekte Ihres Problems gelöst sind. Sollte es sich auch dann nicht verbessern oder sollten Sie feststellen, dass es zu komplex oder unklar ist, dann ist es sinnvoll, einen Spezialisten aufzusuchen.

Allergien

Allergien sind in den letzten Jahren zu einem Problem geworden, unter dem immer mehr Menschen leiden. Gerade hier können die Techniken der Klopfakupressur helfen und Symptome mildern oder sogar die gesamte allergische Reaktion lösen. Lassen Sie nach der Behandlung auf jeden Fall den Stand der Allergie medizinisch abklären, bevor Sie sich dem Allergen bewusst aussetzen.

Hier habe ich ausnahmsweise *zwei* Techniken, EFT und TAT, ausgewählt, da beide sich in der Praxis als sehr effektiv bei der Behandlung von Allergien erwiesen haben, aber eine relativ unterschiedliche Herangehensweise haben. Vielleicht probieren Sie beide einmal aus und sehen, welche Technik Ihnen am besten hilft.

Variante 1: EFT

Bei der Behandlung von Allergien mit EFT hat sich eine dreistufige Vorgehensweise sehr bewährt.

Stufe 1

Beklopfen Sie die Allergie zuerst dreimal allgemein mit der Formulierung:

- *„Auch wenn ich diese Allergie habe, bin ich völlig in Ordnung."*

Stufe 2

Werden Sie jetzt spezifischer und versuchen Sie, möglichst viele Aspekte Ihrer Allergie herauszuarbeiten. Hilfreich sind hier etwa die Fragen:

- Worauf bin ich allergisch? (zum Beispiel: „Frühblüher, Milcheiweiß, Erdbeeren")
- Seit wann habe ich diese Allergie? (zum Beispiel: „Seit drei Jahren")
- Welche Symptome habe ich genau? (zum Beispiel: „Laufende Nase, Augenjucken, Koliken")

Beklopfen Sie nun jeden dieser Aspekte einzeln nach der unten stehenden Anleitung für eine bis drei Klopfsequenzen oder so lange, bis Sie eine deutliche Veränderung spüren. Setzen Sie dabei einfach den jeweiligen Aspekt in die Formel ein – also statt: *„Auch wenn ich diese Allergie habe, ..."*, zum Beispiel: *„Auch wenn ich allergisch auf Frühblüher bin, ..."*.

Stufe 3

Betrachten Sie nun, ob eventuell eine oder mehrere Emotionen hinter Ihrer Allergie stehen könnten. Meiner Erfahrung nach haben viele Menschen mit Allergien das Gefühl bzw. in ihrer Kindheit die Erfahrung gemacht, dass die Welt nicht sicher ist. Auch wenn das bei Ihnen nicht oder nicht so deutlich der Fall ist, lohnt es sich auf alle Fälle, diesen Aspekt prophylaktisch mitzubehandeln. Sätze dafür wären etwa:

- *„Auch wenn ich das Gefühl habe, dass die Welt nicht sicher ist, bin ich völlig in Ordnung.“*, oder:
- *„Auch wenn ich das Gefühl habe, dass ich nicht sicher in der Welt bin, bin ich völlig in Ordnung.“*

EFT bei Allergien

Einstimmung (Schritt 1)	● *„Ich habe diese Allergie.“*
SUD (Schritt 2)	● *„0–10“*
PU-Korrektur (Schritt 3)	● *„Auch wenn ich diese Allergie habe, bin ich völlig in Ordnung.“* + HK/WP
Klopfen (Schritt 4)	● Punkte + *„Meine Allergie“*
9G-Serie (Schritt 5)	● Stirnpunkt klopfen, dabei Augenbewegungen/Summen/Zählen
Klopfen (Schritt 6)	● Punkte wiederholen + *„Meine Allergie“*
SUD (Schritt 7)	● *„0–10“*

Vgl. Abbildung der Klopfpunkte S. 67

Variante 2: TAT

Für Tapas Fleming sind Allergien nicht vollständig gelöste Reste von Traumata. Wenn Sie Ihre Allergie mit TAT behandeln möchten, können Sie sich entweder auf die allergene Substanz, etwa „Weizen" oder „Frühblüher" fokussieren, während Sie die TAT-Haltung einnehmen, oder auf den Satz:

- *„Alles, was zu dieser allergischen Reaktion geführt hat, ist geschehen."*

Folgen Sie dann den nachfolgend beschriebenen Schritten 2 bis 9.

TAT bei Allergien

Die TAT-Haltung einnehmen	• Daumen und Ringfinger einer Hand auf AB, Mittelfinger auf Stirnpunkt (GG 24,5) • Andere Hand quer auf Hinterkopf
Das Problem (Schritt 1)	• „…" (Allergen) • *„Alles, was zu dieser Allergie geführt hat, ist geschehen."*
Das Gegenteil (Schritt 2)	• *„Mein Körper hat keinerlei Probleme mit … (Allergen)."* • *„All das, was zu dieser allergischen Reaktion geführt hat, ist geschehen. Es ist vorüber und verursacht jetzt keine allergische Reaktion mehr."*
Speicherorte (Schritt 3)	• *„All die Orte in meinem Körper, Geist und in meinem Leben, wo diese Allergie gespeichert war, heilen jetzt."*
Ursprünge (Schritt 4)	• *„All die Ursprünge und Ursachen dieser Allergie heilen jetzt."*
Vergebung (Schritt 5)	• *„Ich entschuldige mich bei allen, die ich in Zusammenhang mit meiner Allergie verletzt habe, und wünsche ihnen Liebe, Glück und Frieden."* • *„Ich vergebe allen, die mich in Zusammenhang mit meiner Allergie verletzt haben, und wünsche ihnen Liebe, Glück und Frieden."* • *„Ich vergebe jedem, den ich dafür verantwortlich gemacht habe, einschließlich Gott und mir selbst."*
Einwände (Schritt 6)	• *„All die Teile von mir, die irgendeinen Vorteil aus dieser Allergie gezogen haben, heilen jetzt."*
Reste lösen (Schritt 7)	• *„Was auch immer jetzt noch von dieser Allergie übrig geblieben ist, heilt jetzt."*
Neue Wahl (Schritt 8)	• *„Ich entscheide mich jetzt für …"*
Integration (Schritt 9)	• *„Diese Heilung ist jetzt vollständig integriert."* dann Handposition wechseln und wiederholen: • *„Diese Heilung ist jetzt vollständig integriert."*

Vgl. Abbildung der Punkte S. 87

Ängste und Anspannung

Ängste, Anspannung, Stress und Sorgen scheinen immer häufiger Begleiter unseres modernen Lebens mit seinem Zeitdruck, seiner Reizüberflutung und seinen vielfältigen Anforderungen zu sein. Um so wichtiger ist es, regelmäßig und rechtzeitig etwas dagegen zu tun.
Im Folgenden finden Sie Klopfanleitungen zu vier häufig vorkommenden Ängsten.

Auftrittsangst

Vielen Menschen fällt es schwer, öffentlich zu sprechen, zu singen oder etwas darzustellen. Andererseits ergibt sich immer wieder die Notwendigkeit dazu – ob nun bei der Versammlung im Verein, beim Elternabend der Schule oder im Beruf. Eine Hilfe, das nächste Mal entspannt und vielleicht sogar mit Freude das Wort zu ergreifen, bietet die Klopfakupressur.

Stufe 1

Beklopfen Sie Ihre Auftrittsangst oder Aufregung zuerst mehrere Sequenzen lang allgemein nach der unten stehenden Klopfanleitung mit der Formulierung:

- *„Obwohl ich diese Auftrittsangst habe, liebe und akzeptiere ich mich so, wie ich bin.“*, oder:
- *„Obwohl ich so Angst vor … (der Versammlung morgen etc.) habe, liebe und akzeptiere ich mich, wie ich bin.“*

Sollte das noch nicht den gewünschten Erfolg haben, gehen Sie zu Stufe 2 über.

Stufe 2

Werden Sie jetzt konkreter und versuchen Sie, möglichst viele Aspekte Ihrer Angst oder Aufregung herauszufinden. Hilfreich sind hier etwa die Fragen:

- Wovor genau habe ich Angst? Was macht mich so angespannt? Was wäre das Schlimmste? (zum Beispiel: *„Dass mir die Stimme versagt und ich kein Wort mehr herausbringe.“*)
- Seit wann habe ich diese Angst/Anspannung? (zum Beispiel: *„Seit ich mich auf dem Geburtstag meiner Tante so blamiert habe.“*)
- Wie äußert sich (körperlich und emotional) diese Angst/Anspannung genau? Wo in meinem Körper kann ich dieses Gefühl wahrnehmen? (zum Beispiel: *„Ich bekomme einen trockenen Mund und keine Luft mehr und bin schrecklich aufgeregt.“*)

Beklopfen Sie nun jeden dieser Aspekte einzeln nach der unten stehenden Anleitung für eine bis drei Klopfsequenzen oder so lange, bis Sie eine deutliche Veränderung spüren.

Stufe 3

Überlegen Sie nun, ob noch andere Gefühle dahinterstecken könnten, etwa Scham oder das Gefühl, alles perfekt machen zu müssen, damit Sie nicht bestraft werden. Kennen Sie diese Situation, dieses Gefühl aus der Kindheit? Gab es spezielle Situationen, an die Sie sich erinnern? Mögliche Sätze könnten etwa sein:

- *„Obwohl ich so Angst davor habe, das Wort zu ergreifen, weil ich immer alles perfekt machen muss, liebe und akzeptiere ich mich so, wie ich bin.“*, oder:
- *„Obwohl ich im Boden versinken und mich furchtbar schämen würde, wenn ich mich verspreche oder einen Fehler mache, liebe und akzeptiere ich mich so, wie ich bin.“*

Klopfen Sie jedes dieser Gefühle so lange, bis Sie eine Veränderung und Erleichterung spüren.

M.E.T. bei Auftrittsangst

Atemgleichgewicht (Schritt 1)	• Atemübung
Einstimmung (Schritt 2)	• *„Ich habe diese Auftrittsangst."*
SUD (Schritt 3)	• *„0–10"*
Thymusklopfen (Schritt 4)	• *„Ich liebe, glaube, vertraue, ich bin dankbar und mutig."* + Thymusareal
PU-Korrektur (Schritt 5)	• *„Obwohl ich diese Auftrittsangst habe, liebe und akzeptiere ich mich so, wie ich bin."* + WP • *„Obwohl ich es nicht verdient habe, ohne diese Auftrittsangst zu sein, liebe und akzeptiere ich mich so, wie ich bin."* + WP
Klopfen (Schritt 6)	• Punkte + *„Meine Auftrittsangst"*
9G-Serie (Schritt 7)	• Serienpunkt klopfen, dabei Augenbewegungen/Summen/Zählen
SUD (Schritt 8)	• *„0–10"*

Vgl. Abbildung der Klopfpunkte S. 79

Prüfungsangst

Wir stehen immer wieder vor Situationen, in denen wir unser Wissen oder unsere Fertigkeiten unter Beweis stellen müssen. Dabei kann unsere Reaktion von innerer Gelassenheit bis hin zu Panik reichen. Während eine gewisse Nervosität für manche Menschen belebend und aktivierend sein kann, ist echte Prüfungsangst für die Betroffenen fast immer ein Problem. Denn die Angst sorgt oft dafür, dass eigentlich Gekonntes nicht mehr abgerufen werden kann. Das führt zu schlechten Erfahrungen in Prüfungssituationen, was wiederum die Angst verstärkt – ein Teufelskreis.

Wenn Sie unter starker Nervosität oder Prüfungsangst leiden, dann gibt es eine gute Nachricht – Klopfakupressur ist hier sehr effektiv und kann diesen Teufelskreis durchbrechen.

Oft reicht es vollkommen aus, nur das generelle Thema – hier „Meine Prüfungsangst" – zu beklopfen (Stufe 1). Wenn das jedoch nicht den gewünschten Erfolg hat, sollten Sie zuerst spezifischer werden (Stufe 2). Und wenn auch das nicht zum Ziel führt, sollten Sie schließlich nach möglichen emotionalen Hintergründen forschen (Stufe 3).

Stufe 1

Beklopfen Sie Ihre Angst oder Anspannung erst mehrere Sequenzen lang allgemein mit der Formulierung:

- *„Auch wenn ich diese Prüfungsangst habe, bin ich völlig in Ordnung."*

Sollte das noch nicht den gewünschten Erfolg haben (d. h. einen SUD-Wert von 1 oder 0, wenn Sie an eine Prüfung denken), gehen Sie zu Stufe 2 über.

Stufe 2

Werden Sie jetzt konkreter und versuchen Sie, möglichst viele Aspekte Ihrer Angst oder Anspannung herauszuarbeiten. Hilfreich sind hier die Fragen:

- Wovor genau habe ich Angst? Was macht mich so angespannt? Was wäre das Schlimmste? (zum Beispiel: *„Dass ich völlig versage und nichts mehr weiß."*)
- Seit wann habe ich diese Angst/Anspannung? (zum Beispiel: *„Seit meinem Schulabschluss."*)
- Wie äußert sich (körperlich und emotional) diese Angst/Anspannung genau? Wo in meinem Körper kann ich dieses Gefühl wahrnehmen? (zum Beispiel: *„Ich bekomme einen trockenen Mund, meine Atmung wird flach und ich spüre einen Knoten im Magen."*, oder: *„Ich kann nicht mehr denken."*)

Beklopfen Sie nun jeden dieser Aspekte einzeln nach der unten stehenden Anleitung für eine bis drei Klopfsequenzen oder so lange, bis Sie eine deutliche Veränderung spüren.

Stufe 3

Überlegen Sie nun, ob noch andere Gefühle wie Scham oder Perfektionismus aus Ihrer Kindheit hinter der Prüfungsangst stehen. Sätze dafür wären etwa:

- *„Auch wenn ich so Angst vor einer Prüfung habe, weil ich immer alles perfekt machen muss, bin ich völlig in Ordnung.", oder:*
- *„Auch wenn ich im Boden versinken und mich furchtbar schämen würde, wenn ich mich verspreche oder einen Fehler mache, bin ich völlig in Ordnung."*

Klopfen Sie jedes dieser Gefühle so lange, bis Sie eine Veränderung und Erleichterung spüren.

EFT bei Prüfungsangst

Einstimmung (Schritt 1)	●	*„Ich habe solche Angst vor Prüfungen."*
SUD (Schritt 2)	●	*„0–10"*
PU-Korrektur (Schritt 3)	●	*„Auch wenn ich solche Angst vor Prüfungen habe, liebe und akzeptiere ich mich voll und ganz."* + HK/WP
Klopfen (Schritt 4)	●	Punkte + *„Prüfungsangst"*
9G-Serie (Schritt 5)	●	Serienpunkt klopfen, dabei Augenbewegungen/Summen/Zählen
Klopfen (Schritt 6)	●	Punkte wiederholen + *„Prüfungsangst"*
SUD (Schritt 7)	●	*„0–10"*

Vgl. Abbildung der Klopfpunkte S. 67

Angst vor dem Zahnarzt

Wenn ich in Kursen nach Ängsten der Teilnehmer frage, dann steht die Angst vor dem Zahnarzt immer sehr weit oben auf der Liste. Ob es daran liegt, dass es tatsächlich häufiger wehtut oder unangenehm ist oder daran, dass wir oft schon sehr früh schlechte Erfahrungen bei einem Zahnarztbesuch machen – auf jeden Fall ist diese Angst weit verbreitet und lässt auch die regelmäßigen, meist unspektakulären Routinekontrollen zu einer stressbehafteten Angelegenheit werden.

Klopfakupressur bietet hier eine wirksame, schonende Hilfe. Denken Sie einfach an den letzten (schwierigen) Besuch beim Zahnarzt und folgen dann der nachstehenden Klopfanleitung.

Sie können diese Formel aber nicht nur bei Angst vor dem Zahnarzt anwenden, sondern auch bei jeder Angst *vor* etwas. Wandeln Sie hier den Einstimmungssatz einfach entsprechend um.

TFT bei Angst vor dem Zahnarzt

Einstimmung (Schritt 1)	• *„Ich habe Angst vor dem Zahnarzt."*
SUD (Schritt 2)	• *„0–10"*
Klopfen (Schritt 3)	• JB • UA • SB
SUD (Schritt 4)	• SUD-Wert um 2 oder mehr Punkte gesunken = weiter mit Schritt 5 • SUD-Wert gleich geblieben oder nur um 1 gesunken = PU-Korrektur am Handkantenpunkt
9G-Serie (Schritt 5)	• Serienpunkt klopfen, dabei Augenbewegungen/Summen/Zählen
Klopfen (Schritt 6)	• JB • UA • SB
SUD (Schritt 7)	• SUD-Wert auf 1 oder 0 gesunken = weiter mit Schritt 8 • SUD-Wert gesunken, aber nicht auf 1 oder 0 = Korrektur einer Mini-PU, dann Schritte 1 bis 3 wiederholen
Augenlinie (Schritt 8)	• ↑ Augen in einer gedachten Linie vom Boden zur Decke führen.

Vgl. Abbildung Klopfpunkte S. 47

Panikattacken

Panikattacken haben gerade in den letzten Jahren deutlich zugenommen. Sie können „aus heiterem Himmel" kommen und sind für die Betroffenen eine große Belastung. Zu den eigentlichen Attacken kommt dabei mit der Zeit die nicht minder belastende Angst vor der Angst.

Besonders in diesem Bereich haben sich die Techniken der Klopfakupressur als sehr wirksam erwiesen. Zum einen, weil Sie sie immer „dabeihaben" und in einer akuten Paniksituation einfach anwenden können. Zum anderen, weil Sie damit das Problem wirklich an der Wurzel packen und lösen können (und nicht nur dämpfen oder überdecken).

Es ist sinnvoll, auf der einen Seite immer dann zu klopfen, wenn Sie akut Angst oder Panik haben. Auf der anderen Seite ist es aber auch wichtig, prophylaktisch, also dann, wenn Sie entspannt sind, die Angst vor der Angst zu behandeln. Wandeln Sie dafür einfach die nachfolgende Anleitung entsprechend ab.

Die hier beschriebene Klopfanleitung eignet sich sehr gut als Soforthilfemaßnahme, die Sie in jeder Situation einfach und effektiv anwenden können. Sie können aber natürlich auch jede andere der hier beschriebenen Klopftechniken anwenden, vorausgesetzt Sie sind damit so vertraut, dass Sie sie in einer akuten Stresssituation weitgehend „automatisch" klopfen können.

NAEM bei Panikattacken

Einstimmung (Schritt 1)	• *„Ich habe diese Panikattacke."*
SUD (Schritt 2)	• *„0–10"*
Klopfen (Schritt 3)	• Stirnpunkt (GG 24,5) so lange klopfen, bis SUD-Wert deutlich zurückgeht (um 2 oder mehr Punkte), dann: • UN 7-mal klopfen • UL 7-mal klopfen • Thymuspunkt (ZG 20) 15- bis 20-mal klopfen
SUD (Schritt 4)	• *„0–10"*

Vgl. Abbildung der Klopfpunkte S. 73

Belastende Erinnerungen

Wir alle haben eine Reihe Erinnerungen, die uns zwar nicht ständig bewusst sind, unseren Organismus aber trotzdem unterschwellig belasten. Klopfakupressur ist hier eine gute Möglichkeit, alte belastende Erinnerungen zu lösen (dabei lösen sich negative Emotionen auf, die mit der Erinnerung gespeichert waren – die Erinnerung und die Erfahrung selbst bleiben erhalten) und neue direkt zu verarbeiten, sodass sie überhaupt nicht erst zum „Gepäck" werden.

Denken Sie an die Erinnerung (dabei ist es weder notwendig noch empfehlenswert, schmerzhafte oder belastende Situationen wieder zu erleben – ein kurzer Kontakt reicht vollkommen aus) und folgen Sie der nachstehenden Anleitung.

Bei sehr schmerzhaften oder belastenden Erinnerungen empfiehlt es sich, einen Spezialisten aufzusuchen.

TAT bei belastenden Erinnerungen

Die TAT-Haltung einnehmen	• Daumen und Ringfinger einer Hand auf AB, Mittelfinger auf Stirnpunkt (GG 24,5) • Andere Hand quer auf Hinterkopf
Das Problem (Schritt 1)	• *„Das ist geschehen."*
Das Gegenteil (Schritt 2)	• *„Das ist geschehen, es ist vorüber, mir geht es gut und ich kann mich jetzt entspannen."*
Speicherorte (Schritt 3)	• *„All die Orte in meinem Körper, Geist und in meinem Leben, wo diese Sache gespeichert war, heilen jetzt."*
Ursprünge (Schritt 4)	• *„All die Ursprünge und Ursachen dieser Sache heilen jetzt."*
Vergebung (Schritt 5)	• *„Ich entschuldige mich bei allen, die ich in Zusammenhang mit dieser Sache verletzt habe, und wünsche ihnen Liebe, Glück und Frieden."* • *„Ich vergebe allen, die mich in Zusammenhang mit dieser Sache verletzt haben, und wünsche ihnen Liebe, Glück und Frieden."* • *„Ich vergebe jedem, den ich dafür verantwortlich gemacht habe, einschließlich Gott und mir selbst."*
Einwände (Schritt 6)	• *„All die Teile von mir, die irgendeinen Vorteil aus dieser Sache gezogen haben, heilen jetzt."*
Reste lösen (Schritt 7)	• *„Was auch immer jetzt noch von dieser Sache übriggeblieben ist, heilt jetzt."*
Neue Wahl (Schritt 8)	• *„Ich entscheide mich jetzt für …"*
Integration (Schritt 9)	• *„Diese Heilung ist jetzt vollständig integriert."* *dann Handposition wechseln und wiederholen:* • *„Diese Heilung ist jetzt vollständig integriert."*

Vgl. Abbildung der Punkte S. 87

Depressive Verstimmungen

Viele Menschen haben schon einmal eine Phase depressiver Verstimmung erlebt. Alles erscheint dann grau und trist, nichts macht einem mehr Freude und man fühlt sich antriebslos und gelähmt. Dieser Zustand kann durch bestimmte Lebensumstände, wie die Trennung von einem Partner oder durch den Verlust der Arbeitsstelle, verursacht werden. Manchmal können sie aber auch einfach so, scheinbar „aus heiterem Himmel", auftreten.

Bei milden Verstimmungen helfen die Techniken der Klopfakupressur oft schnell und zuverlässig, bei länger andauernden, schwereren Beschwerden können sie in Absprache mit dem Arzt oder Therapeuten eine gute Ergänzung zu einer medikamentösen oder psychotherapeutischen Behandlung sein.

Variante 1: Soforthilfe

Als Soforthilfemaßnahme bei depressiven Verstimmungen eignet sich die Behandlung mit TFT sehr gut.
Stellen Sie sich auf Ihren akuten Zustand der depressiven Verstimmung ein und arbeiten Sie dann mit den unten stehenden Kurzanleitungen.

TFT bei depressiven Verstimmungen

Einstimmung (Schritt 1)	• *„Ich fühle mich nicht gut."*, oder: • *„Ich habe diese Depressionen."*
SUD (Schritt 2)	• *„0–10"*
Klopfen (Schritt 3)	• Serienpunkt (Handrücken) 30-mal klopfen • SB
SUD (Schritt 4)	• SUD-Wert um 2 oder mehr Punkte gesunken = weiter mit Schritt 5 • SUD-Wert gleich geblieben oder nur um 1 gesunken = PU-Korrektur am Handkantenpunkt
9G-Serie (Schritt 5)	• Serienpunkt klopfen, dabei Augenbewegungen/Summen/Zählen
Klopfen (Schritt 6)	• Serienpunkt (Handrücken) 30-mal klopfen • SB
SUD (Schritt 7)	• SUD-Wert auf 1 oder 0 gesunken = weiter mit Schritt 8 • SUD-Wert gesunken, aber nicht auf 1 oder 0 = Korrektur einer Mini-PU, dann Schritte 1 bis 3 wiederholen
Augenlinie (Schritt 8)	• ↑ Augen in einer gedachten Linie vom Boden zur Decke führen

Vgl. Abbildung der Klopfpunkte S. 47

Variante 2: Längerfristige Hilfe

Wenn Sie häufiger an depressiven Verstimmungen leiden und grundsätzlich etwas dagegen tun möchten, hat sich eine Variante von EFT besonders bewährt, die sich *Choices*- oder „Wahl-Methode" nennt. Sie wurde von Patricia Carrington, einer amerikanischen Psychologin und sehr erfahrenen EFT-Anwenderin entwickelt und arbeitet mit einer neuen Entscheidung oder Wahl (sehr ähnlich Schritt 2 und 8 beim TAT). Dabei überlegen Sie sich vor der Behandlung, wie eine Alternative zu der depressiven Stimmung bei Ihnen aussehen könnte. Diese Wahl oder neue Entscheidung sollte einfach, klar, realistisch und begeisternd sein. Fügen Sie nun Ihre Wahl in den bekannten Satz ein:

- *„Auch wenn ich diese depressive Stimmung habe, entscheide ich mich ..."*

Das könnte etwa sein:

- *„... entscheide ich mich, wieder all das Gute und Positive in meinem Leben zu sehen."*
- *„... entscheide ich mich dafür, mich wieder aktiv am Leben zu beteiligen."*
- *„... entscheide ich mich dafür, zu erkennen, dass meine Depression eine biochemische Gewohnheit ist, die ich jetzt lösen kann."*

Klopfen Sie jetzt den Handkantenpunkt oder reiben Sie den Wunden Punkt und korrigieren Sie eine möglich PU mit diesem Einstimmungssatz. Klopfen Sie dann eine komplette Sequenz mit dem ersten, negativen Teil als Erinnerungssatz (z. B.: „*Meine depressive Stimmung*", oder: „*Ich bin immer so deprimiert.*"). In einer zweiten Sequenz wechseln Sie dann abwechselnd bei den Punkten zwischen dem ersten und zweiten Teil hin und her (also bei AB: „*Auch wenn ich diese depressive Stimmung habe …*", bei SA: „*… entscheide ich mich dafür, wieder all das Gute und Positive in meinem Leben zu sehen*". Bei JB wieder: „*Auch wenn ich diese depressive Stimmung habe …*", bei UN: „*… entscheide ich mich dafür, wieder all das Gute und Positive in meinem Leben zu sehen*" etc.). In einer dritten Runde klopfen Sie schließlich nur noch mit der Entscheidung und dem positiven Teil als Erinnerungssatz. Hier können Sie gerne variieren und mit all dem Positiven klopfen, das Ihnen einfällt.

Wiederholen Sie dieses Schema, so oft Sie möchten oder so lange, bis Sie merken, dass der erste Teil an gefühlter Realität verliert und der zweite sich emotional immer wahrer anfühlt.

EFT bei depressiven Verstimmungen

Einstimmung (Schritt 1)	• *„Ich habe diese Depressionen."*
SUD (Schritt 2)	• *„0–10"*
PU-Korrektur (Schritt 3)	• *„Auch wenn ich diese Depressionen habe, entscheide ich mich für …"* + HK/WP
Klopfen (Schritt 4)	• Punkte + *„Diese Depressionen"* • Punkte + *„Auch wenn ich diese Depression habe" – „entscheide ich mich für …"* abwechselnd • Punkte + *„Ich entscheide mich für …"*
9G-Serie (Schritt 5)	• Serienpunkt klopfen, dabei Augenbewegungen/Summen/Zählen
Klopfen (Schritt 6)	• Punkte + *„Diese Depressionen"* • Punkte + *„Auch wenn ich diese Depression habe" – „entscheide ich mich für …"* abwechselnd • Punkte + *„Ich entscheide mich für …"*
SUD (Schritt 7)	• *„0–10"*

Vgl. Abbildung der Klopfpunkte S. 67

Einsamkeit

Eine Begleiterscheinung unseres modernen Lebens scheint häufig ein zunehmendes Gefühl von Einsamkeit und Isolation zu sein. Wenn Sie dieses Gefühl kennen und etwas dagegen unternehmen möchten, dann probieren Sie die unten stehende Klopfanleitung aus – wobei es natürlich gut ist, parallel dazu aktiv etwas für ein gesundes, tragfähiges soziales Netz zu tun, indem Sie etwa einen Kurs bei der VHS belegen, neue Hobbys ausprobieren oder alte Freundschaften pflegen.

ESM bei Einsamkeit

Einstimmung (Schritt 1)	• *„Ich fühle mich oft so einsam."*
SUD (Schritt 2)	• *„0–10"*
Atemgleichgewicht (Schritt 3)	• Atemübung
PU-Korrektur (Schritt 4)	• *„Ich nehme mich ganz und gar an, ..."* + WP, UN, UL
Klopfen (Schritt 5)	• AB • UL • HK • Serienpunkt 50-mal klopfen, dabei sagen: *„Ich fühle mich allein und in Gesellschaft wohl."*
9G-Serie (Schritt 6)	• Serienpunkt klopfen, dabei Augenbewegungen/Summen/Zählen
Klopfen (Schritt 7)	• Punkte/Formeln wiederholen
SUD (Schritt 8)	• *„0–10"*
Augenlinie (Schritt 9)	• ↑ Augen in einer gedachten Linie vom Boden zur Decke führen

Vgl. Abbildung der Klopfpunkte S. 59

Körperliche Beschwerden

Obwohl die Techniken der energetisch orientierten Psychologie in erster Linie für emotionale und psychische Beschwerden entwickelt worden sind, lassen sie sich auch sehr gut bei körperlichen Problemen aller Art anwenden – meiner Erfahrung nach sind sie eine sehr gute Alternative zu Aspirin und Co.

Erkältungsbeschwerden

Auch hier hat sich die bei EFT beschriebene dreistufige Vorgehensweise bewährt (dabei brauchen Sie Stufe 2 und 3 nur dann auszuführen, wenn Stufe 1 nach drei bis fünf Klopfdurchgängen noch keine deutliche Linderung der Beschwerde gebracht hat).

Stufe 1

Beklopfen Sie Ihre Beschwerde zuerst allgemein mit der Formulierung:

- *„Auch wenn ich diese Erkältung habe, bin ich völlig in Ordnung."*, oder: *„Auch wenn ich so erkältet bin, bin ich völlig in Ordnung."*

Stufe 2

Hat das nicht den gewünschten Erfolg, beschreiben Sie Ihre Beschwerde so spezifisch wie möglich. Hilfreich sind hier folgende Fragen:

- Wo genau sitzt das Problem? (zum Beispiel: *„In der Nase und im Hals"*)
- Welche Ausdehnung, Qualität und Dichte hat die Beschwerde? (zum Beispiel: *„Ein brennender Druck in den Nasennebenhöhlen"*)
- Aus welchen einzelnen Bestandteilen besteht meine Beschwerde? (zum Beispiel: *„Meine Nase ist zu, ich habe ein Kratzen im Hals und fühle mich schlecht."*)

Beklopfen Sie nun jeden Aspekt einzeln nach der unten stehenden Anleitung für eine bis drei Klopfsequenzen oder so lange, bis Sie eine deutliche Veränderung spüren.

Stufe 3

Falls auch die Arbeit mit den Aspekten Ihrer körperlichen Beschwerde nicht zu einer deutlichen Linderung führen, steckt wahrscheinlich etwas mehr hinter dem Problem.

Viele körperlichen Leiden, besonders wenn sie chronisch sind, haben emotionale Hintergründe oder zumindest eine emotionale Komponente. Hilfreich können hier folgende Fragen sein:

- Wer oder was sitzt mir dort?
- Wenn diese Beschwerde einen emotionalen Hintergrund hätte, welcher wäre das?
- Wann tritt diese Beschwerde vor allem auf?

Klopfen Sie jedes dieser Gefühle oder Aspekte so lange, bis Sie eine Veränderung und Erleichterung spüren.

EFT bei Erkältungsbeschwerden

Einstimmung (Schritt 1)	*„Ich habe diese Erkältung."*
SUD (Schritt 2)	*„0–10"*
PU-Korrektur (Schritt 3)	*„Auch wenn ich diese Erkältung habe, liebe und akzeptiere ich mich voll und ganz."* + HK/WP
Klopfen (Schritt 4)	Punkte + *„Diese Erkältung"*
9G-Serie (Schritt 5)	Serienpunkt klopfen, dabei Augenbewegungen/Summen/Zählen
Klopfen (Schritt 6)	Punkte wiederholen + *„Diese Erkältung"*
SUD (Schritt 7)	*„0–10"*

Vgl. Abbildung der Klopfpunkte S. 67

Kopfschmerzen

Bewegungsmangel, verbunden mit Verspannungen im Hals- und Nackenbereich sowie Bildschirmarbeit können zu Kopfschmerzen und Druckgefühlen im Kopf führen. Probieren Sie einfach das nächste Mal die nachfolgende Anleitung aus.

NAEM bei Kopfschmerzen

Einstimmung (Schritt 1)	• *„Ich habe diese Kopfschmerzen."*
SUD (Schritt 2)	• *„0–10"*
Klopfen (Schritt 3)	• Stirnpunkt (GG 24,5) so lange klopfen, bis SUD-Wert deutlich zurückgeht (um 2 oder mehr Punkte), dann: • UN 7-mal klopfen • UL 7-mal klopfen • Thymuspunkt (ZG 20) 15- bis 20-mal klopfen
SUD (Schritt 4)	• *„0–10"*

Vgl. Abbildung der Klopfpunkte S. 73

Rückenschmerzen

Genau wie Kopfschmerzen sind auch Rückenschmerzen weit verbreitet und eine „Nebenwirkung" unseres modernen, bewegungsarmen Lebens. Sie können die hier beschriebene Klopfanleitung immer dann anwenden, wenn Sie akute Probleme und Schmerzen haben. Erfahrungsgemäß haben Rückenschmerzen allerdings häufig einen emotionalen Hintergrund – bei Beschwerden im unteren Rücken liegt oft eine tatsächliche oder empfundene Existenzangst zugrunde. Wenn das bei Ihnen der Fall sein könnte, empfehle ich Ihnen, die unter dem Kapitel „Ängste und Anspannung" aufgelisteten Fragen einmal durchzugehen und mögliche Aspekte Ihrer Rückenschmerzen ebenfalls zu klopfen.

M.E.T. bei Rückenschmerzen

Atemgleichgewicht (Schritt 1)	• Atemübung
Einstimmung (Schritt 2)	• *„Ich habe diese Rückenschmerzen."*
SUD (Schritt 3)	• *„0–10"*
Thymusklopfen (Schritt 4)	• *„Ich liebe, glaube, vertraue, ich bin dankbar und mutig."* + Thymusareal
PU-Korrektur (Schritt 5)	• *„Obwohl ich diese Rückenschmerzen habe, liebe und akzeptiere ich mich so, wie ich bin."* + WP • *„Obwohl ich es nicht verdient habe, ohne diese Rückenschmerzen zu sein, liebe und akzeptiere ich mich so, wie ich bin."* + WP
Klopfen (Schritt 6)	• Punkte + *„Meine Rückenschmerzen"*
9G-Serie (Schritt 7)	• Serienpunkt klopfen, dabei Augenbewegungen/Summen/Zählen
SUD (Schritt 8)	• *„0–10"*

Vgl. Abbildung der Klopfpunkte S. 79

Phobien

Phobien sind stark übersteigerte Reaktionen auf bestimmte Situationen oder Auslöser. Sie können für die Betroffenen sehr belastend sein, besonders wenn es sich um phobische Reaktionen auf alltäglich vorkommende Auslöser wie Vögel, Katzen oder Spinnen handelt. Gerade bei der Behandlung und Auflösung von Phobien sind die Techniken der Klopfakupressur außergewöhnlich effektiv. Wichtig ist dabei, das Ergebnis immer erst dann zu testen, wenn Sie sich mit dem Auslöser oder der Situation absolut wohl und entspannt fühlen.

Flugangst

Flugangst ist oft sehr individuell und kann je nach Person aus ganz verschiedenen Aspekten bestehen. Während bei manchen beispielsweise die Angst vor dem Abstürzen im Vordergrund steht, ist es bei anderen die Enge im Flugzeug oder Schwierigkeiten bei Turbulenzen. Arbeiten Sie für sich heraus, woraus Ihre Flugangst besteht – achten Sie dabei auf Geräusche, Empfindungen, Gedanken und Gefühle – und klopfen Sie jeden dieser Aspekte mit der nachfolgenden Anleitung. Sie können dafür auch die unter dem Kapitel „Ängste und Anspannung" oder „Höhenangst" beschriebenen Fragen als Orientierung verwenden.

NAEM bei Flugangst

Einstimmung (Schritt 1)	• *„Ich habe diese Flugangst."* (mit speziellem Ereignis oder Aspekt arbeiten)
SUD (Schritt 2)	• *„0–10"*
Klopfen (Schritt 3)	• Stirnpunkt (GG 24,5) so lange klopfen, bis SUD-Wert deutlich zurückgeht (um 2 oder mehr Punkte), dann: • UN 7-mal klopfen • UL 7-mal klopfen • Thymuspunkt (ZG 20) 15- bis 20-mal klopfen
SUD (Schritt 4)	• *„0–10"*

Vgl. Abbildung der Klopfpunkte S. 73

Spinnenphobie

Viele Menschen ekeln sich vor Spinnen oder haben Schwierigkeiten, sie anzufassen. Und in diesem Fall nützt auch das Wissen nichts, dass Spinnen sehr nützliche Tiere sind und sich eigentlich überhaupt nicht für uns interessieren. Wenn auch Sie unter diesem Problem leiden, dann probieren Sie einfach die nachfolgende Klopfanleitung aus. Klopfen Sie zuerst einige Sequenzen mit der allgemeinen Aussage *„Ich habe Angst vor Spinnen"* und versuchen dann herauszufinden, woraus Ihre ganz individuelle Spinnenphobie besteht (ist es die Farbe der Spinne, die Beine, das Netz, die Position im Raum, ob Sie sie sehen können oder nicht etc.). Dabei können Sie die Fragen im Kapitel „Höhenangst" oder „Ängste und Anspannung" zu Hilfe nehmen.

M.E.T. bei einer Spinnenphobie

Atemgleichgewicht (Schritt 1)	• Atemübung
Einstimmung (Schritt 2)	• *„Ich habe Angst vor Spinnen."*
SUD (Schritt 3)	• *„0–10"*
Thymusklopfen (Schritt 4)	• *„Ich liebe, glaube, vertraue, ich bin dankbar und mutig."* + Thymusareal
PU-Korrektur (Schritt 5)	• *„Obwohl ich diese Angst vor Spinnen habe, liebe und akzeptiere ich mich so, wie ich bin."* + WP • *„Obwohl ich es nicht verdient habe, ohne Angst vor Spinnen zu sein, liebe und akzeptiere ich mich so, wie ich bin."* + WP
Klopfen (Schritt 6)	• Punkte + *„Meine Angst vor Spinnen"*
9G-Serie (Schritt 7)	• Serienpunkt klopfen, dabei Augenbewegungen/Summen/Zählen
SUD (Schritt 8)	• *„0–10"*

Vgl. Abbildung der Klopfpunkte S. 79

Höhenangst

Höhenangst kann viele Abstufungen haben. Manche Menschen haben Probleme in sehr großen Höhen, zum Beispiel im Flugzeug oder auf einem Fernsehturm. Andere können nicht einmal einige Stufen einer Leiter erklimmen, ohne entsprechende Symptome wie Schwindel oder Panik zu entwickeln.

Die Techniken der Klopfakupressur können hier sehr hilfreich sein, wobei sie nur die Angst, nicht aber eine gesunde Vorsicht in Bezug auf Höhen wegnehmen.

Auch bei Höhenangst ist eine dreistufige Vorgehensweise sehr effektiv.

Stufe 1

Beklopfen Sie Ihre Beschwerde zuerst allgemein mit der Formulierung:

- *„Auch wenn ich diese Höhenangst habe, bin ich völlig in Ordnung."*

Stufe 2

Versuchen Sie nun herauszuarbeiten, woraus Ihre Höhenangst *genau* besteht. Was ist das Schlimmste an der Situation oder dem Auslöser? Ist es die reine Höhe oder kommen noch andere Faktoren dazu, zum Beispiel das Fehlen eines Geländers oder Wind?

Beklopfen Sie nun jeden dieser Aspekte einzeln nach der unten stehenden Anleitung für eine bis drei Klopfsequenzen oder so lange, bis Sie eine deutliche Veränderung spüren.

Stufe 3

- Wann ist diese Phobie zum ersten Mal aufgetreten? Welche emotionale Atmosphäre hat zu dieser Zeit in meinem Leben oder meiner Umgebung geherrscht?
- Erinnert mich diese Situation oder dieser Auslöser an jemanden oder etwas in meiner Kindheit?

Klopfen Sie alle diese Gefühle oder Aspekte so lange, bis Sie eine Veränderung und Erleichterung spüren.

EFT bei Höhenangst

Einstimmung (Schritt 1)	• *„Ich habe diese Höhenangst."*
SUD (Schritt 2)	• *„0–10"*
PU-Korrektur (Schritt 3)	• *„Auch wenn ich diese Höhenangst habe, liebe und akzeptiere ich mich voll und ganz."* + HK/WP
Klopfen (Schritt 4)	• Punkte + *„Meine Höhenangst"*
9G-Serie (Schritt 5)	• Serienpunkt klopfen, dabei Augenbewegungen/Summen/Zählen
Klopfen (Schritt 6)	• Punkte wiederholen + *„Meine Höhenangst"*
SUD (Schritt 7)	• *„0–10"*

Vgl. Abbildung der Klopfpunkte S. 67

Scham und Peinlichkeit

Wenn Sie sich über etwas in der Vergangenheit oder Gegenwart schämen, können Sie folgende Klopfanleitungen ausprobieren. Oft lösen sich Gefühle von Scham und Peinlichkeit nach kurzer Behandlung auf und machen einer wesentlich verständnisvolleren, entspannteren Haltung diesen Situationen und Ihnen selbst gegenüber Platz.
Denken Sie kurz an die Situation oder das Ereignis, das Ihnen peinlich ist oder dessentwillen Sie sich schämen, und folgen Sie dann den anschließenden Klopfanleitungen/der jeweiligen Klopfanleitung.

TFT bei Scham und Peinlichkeit

Einstimmung (Schritt 1)	• *„Ich schäme mich wegen …"* • *„… ist mir so peinlich."*
SUD (Schritt 2)	• *„0–10"*
Klopfen (Schritt 3)	• UL (Scham) oder • UN (Peinlichkeit)
SUD (Schritt 4)	• SUD-Wert um 2 oder mehr Punkte gesunken = weiter mit Schritt 5 • SUD-Wert gleich geblieben oder nur um 1 gesunken = PU-Korrektur am Handkantenpunkt
9G-Serie (Schritt 5)	• Serienpunkt klopfen, dabei Augenbewegungen/Summen/Zählen
Klopfen (Schritt 6)	• UL (Scham) oder • UN (Peinlichkeit)
SUD (Schritt 7)	• SUD-Wert auf 1 oder 0 gesunken = weiter mit Schritt 8 • SUD-Wert gesunken, aber nicht auf 1 oder 0 = Korrektur einer Mini-PU, dann Schritte 1 bis 3 wiederholen
Augenlinie (Schritt 8)	• ↑ Augen in einer gedachten Linie vom Boden zur Decke führen

Vgl. Abbildung der Klopfpunkte S. 47

Schuldgefühle

Eines der Gefühle, die Menschen am meisten belasten, ist meiner Erfahrung nach das Gefühl von Schuld. Und es ist auch eines der Gefühle, die am schwersten loszulassen sind. Das hat damit zu tun, dass wir oft das Gefühl haben, unsere Schuld noch nicht genügend beglichen zu haben oder etwas getan zu haben, das absolut unverzeihlich ist. Wir können und wollen das Schuldgefühl oft nicht loslassen, weil es uns daran erinnern soll, so etwas nicht noch einmal zu tun.
Bei näherem Hinsehen wird allerdings klar, dass Schuldgefühle niemandem helfen und auch das eigene Leiden nichts ungeschehen machen kann. Es ist viel besser, aus Erfahrung (und die muss nicht mit Leid verknüpft sein) zu lernen. Und diese Erfahrung ist und bleibt Ihre, auch wenn Sie das Leid und die Schuldgefühle loslassen. Sie können anderen viel besser helfen und eventuelle Schuld damit wieder gutmachen, wenn Sie nicht von Schuldgefühlen gelähmt und vergiftet sind.
Denken Sie kurz an ein Ereignis, das bei Ihnen Schuldgefühle auslöst und folgen Sie dann der Klopfanleitung.

TAT bei Schuldgefühlen

Die TAT-Haltung einnehmen	• Daumen und Ringfinger einer Hand auf AB, Mittelfinger auf Stirnpunkt (GG 24,5) • Andere Hand quer auf Hinterkopf
Das Problem (Schritt 1)	• *„Ich fühle mich schuldig wegen ..."* • *„Das ist geschehen."* • *„Alles, was zu diesem Problem geführt hat, ist geschehen."*
Das Gegenteil (Schritt 2)	• *„Ich fühle mich nicht schuldig wegen ..."* • *„Das ist geschehen, es ist vorüber, mir geht es gut und ich kann mich jetzt entspannen."* • *„All das ist geschehen, es ist vorüber und verursacht jetzt nicht mehr länger mein Schuldgefühl."*
Speicherorte (Schritt 3)	• *„All die Orte in meinem Körper, Geist und in meinem Leben, wo dieses Schuldgefühl gespeichert war, heilen jetzt."*
Ursprünge (Schritt 4)	• *„All die Ursprünge und Ursachen dieses Schuldgefühls heilen jetzt."*
Vergebung (Schritt 5)	• *„Ich entschuldige mich bei allen, die ich in Zusammenhang mit meinem Problem verletzt habe, und wünsche ihnen Liebe, Glück und Frieden."* • *„Ich vergebe allen, die mich in Zusammenhang mit meinem Problem verletzt haben, und wünsche ihnen Liebe, Glück und Frieden."* • *„Ich vergebe jedem, den ich dafür verantwortlich gemacht habe, einschließlich Gott und mir selbst."*
Einwände (Schritt 6)	• *„All die Teile von mir, die irgendeinen Vorteil aus diesem Schuldgefühl gezogen haben, heilen jetzt."*
Reste lösen (Schritt 7)	• *„Was auch immer jetzt noch von diesem Schuldgefühl übrig geblieben ist, heilt jetzt."*
Neue Wahl (Schritt 8)	• *„Ich entscheide mich jetzt für ..."*
Integration (Schritt 9)	• *„Diese Heilung ist jetzt vollständig integriert." dann Handposition wechseln und wiederholen* • *„Diese Heilung ist jetzt vollständig integriert."*

Vgl. Abbildung der Punkte S. 87

Suchtdrang

Ein Suchtdrang kann viele Gesichter haben – neben eher offensichtlichen, wie dem Drang nach Schokolade, Zigaretten, Kaffee oder Alkohol, können das auch Dinge wie Fernsehen, exzessiver Sport, Computerspiele oder Gewohnheiten wie Nägelkauen sein. Ein Suchtdrang besteht immer dann, wenn Sie keine Wahl mehr haben, sondern wenn Sie etwas – oftmals gegen besseres Wissen und Wollen – einfach tun müssen.
Wenn Sie einen Suchtdrang mit Klopfakupressur lösen möchten, dann ist es am sinnvollsten, alle drei Bestandteile eines Dranges zu bearbeiten – den akuten Drang, die Gewohnheit und emotionale Hintergründe.
Klopfen Sie zuerst drei oder vier Klopfsequenzen mit dem akuten Drang und dann noch eine oder zwei Sequenzen mit der Gewohnheit (*„Auch wenn ich ... nur noch aus Gewohnheit esse/trinke/tue, bin ich völlig in Ordnung."*).

Um mögliche emotionale Hintergründe herauszuarbeiten, sind folgende Fragen hilfreich:

- Wann/in welcher Situation ist dieser Drang bei Ihnen besonders stark?
- Wenn eine Emotion hinter diesem Drang steckt, welche könnte das sein?
- Wann hat dieser Drang angefangen?

Klopfen Sie mit jedem dieser Aspekte noch zwei bis drei Sequenzen oder so lange, bis Sie eine deutliche Veränderung wahrnehmen.

Schokolade

Sie können diese Anleitung bei Schokolade, aber auch bei Süßhunger allgemein bzw. auch bei anderen Nahrungs- und Genussmitteln anwenden. Wandeln Sie dafür einfach den Einstimmungssatz entsprechend ab.
Denken Sie daran, dass es oft wichtig ist, nicht nur den akuten Drang, sondern auch die Gewohnheit und mögliche emotionale Hintergründe zu behandeln.

EFT bei Suchtdrang nach Schokolade

Einstimmung (Schritt 1)	• *„Ich habe diese Lust auf Schokolade."*
SUD (Schritt 2)	• *„0–10"*
PU-Korrektur (Schritt 3)	• *„Auch wenn ich diese Lust auf Schokolade habe, liebe und akzeptiere ich mich voll und ganz."* + HK/WP
Klopfen (Schritt 4)	• Punkte + *„Diese Lust auf Schokolade."*
9G-Serie (Schritt 5)	• Serienpunkt klopfen, dabei Augenbewegungen/Summen/Zählen
Klopfen (Schritt 6)	• Punkte wiederholen + *„Diese Lust auf Schokolade."*
SUD (Schritt 7)	• *„0–10"*

Vgl. Abbildung der Klopfpunkte S. 67

Zigaretten

Viele Menschen möchten gerne aufhören zu rauchen, schaffen es aber nicht oder nur zeitweise. Wenn auch Sie zu diesen Menschen gehören, dann bieten die Techniken der Klopfakupressur eine wirksame Unterstützung.

Sie können diese Anleitung immer dann verwenden, wenn Ihr Drang nach einer Zigarette akut ist, aber auch ohne akuten Drang, sozusagen vorsorglich, klopfen. Dabei ist es sinnvoll, parallel auch Ihre Gewohnheit zu rauchen und mögliche emotionale Auslöser oder Hintergründe mit zu bearbeiten (siehe „Suchtdrang"). Damit gehen Sie das Problem von mehreren Seiten an und haben somit die beste Voraussetzung für eine dauerhafte Lösung Ihres Suchtdrangs.

Sollten Sie unter einem anderen Suchtdrang leiden, etwa Fernsehen oder der Lust auf Chips, so können Sie die folgende Anleitung einfach entsprechend abwandeln. Klopfen Sie aber auch hier, zusätzlich zu dem akuten Drang, die Gewohnheit und mögliche emotionale Auslöser.

M.E.T. bei Suchtdrang nach Zigaretten

Atemgleich-gewicht (Schritt 1)	• Atemübung
Einstimmung (Schritt 2)	• *„Ich habe Lust auf diese Zigarette."*
SUD (Schritt 3)	• *„0–10"*
Thymusklopfen (Schritt 4)	• *„Ich liebe, glaube, vertraue, ich bin dankbar und mutig."* + Thymusareal
PU-Korrektur (Schritt 5)	• *„Obwohl ich Lust auf diese Zigarette habe, liebe und akzeptiere ich mich so, wie ich bin."* + WP • *„Obwohl ich es nicht verdient habe, ohne Lust auf diese Zigarette zu sein, liebe und akzeptiere ich mich so, wie ich bin."* + WP
Klopfen (Schritt 6)	• Punkte + *„Meine Lust auf diese Zigarette"*
9G-Serie (Schritt 7)	• Serienpunkt klopfen, dabei Augenbewegungen/Summen/Zählen
SUD (Schritt 8)	• *„0–10"*

Vgl. Abbildung der Klopfpunkte S. 79

Wut und Ärger

Während Wut im täglichen Leben im Allgemeinen nicht so häufig auftritt, so ist Ärger doch ein häufiger Begleiter im Familien- und Berufsleben. Damit sich dieser Ärger nicht festsetzt und eine Eigendynamik entwickelt, ist es gut, rechtzeitig etwas dagegen zu tun. Klopfakupressur kann hier eine sehr hilfreiche Möglichkeit der „emotionalen Hygiene" sein, mit der wir nicht nur die Situation entspannen, sondern auch etwas für unser Wohlbefinden tun können.

ESM bei Wut und Ärger

Einstimmung (Schritt 1)	• *„Ich bin so wütend über …"*
SUD (Schritt 2)	• *„0–10"*
Atemgleich-gewicht (Schritt 3)	• Atemübung
PU-Korrektur (Schritt 4)	• *„Ich nehme mich ganz und gar an, …"* + WP, UN, UL
Klopfen (Schritt 5)	• SA • JB • UA • SB • KF klopfen, dabei sagen: *„Ich bin vernünftig und weise."* • SB
9G-Serie (Schritt 6)	• Serienpunkt klopfen, dabei Augenbewegungen/Summen/Zählen
Klopfen (Schritt 7)	• Punkte/Formeln wiederholen
SUD (Schritt 8)	• *„0–10"*
Augenlinie (Schritt 9)	• ↑ Augen in einer gedachten Linie vom Boden zur Decke führen

Vgl. Abbildung der Klopfpunkte S. 59

Literatur

EFT

Feinstein, David, Donna Eden und Gary Craig: *Klopf die Sorgen weg!*, Reinbek bei Hamburg: Rowohlt-Taschenbuch-Verlag, 2007.

Marx, Susanne: *Klopfen befreit*, Kirchzarten: VAK, 2006.

www.emofree.com: kostenloser Download des EFT-Manuals (in Englisch) von Gary Craig und Adrienne Fowley, 1995.

ESM

Lambrou, Peter T. und George Pratt: *Emotionale Befreiung*, Reinbek bei Hamburg: Rowohlt-Taschenbuch-Verlag, 2005.

M.E.T.

Franke, Rainer und Ingrid Schlieske: *Klopfen Sie sich frei*, Tutzing/Starnberger See: BIO-Ritter-Verlag, 2004.

Franke, Rainer und Regina Franke: *Sorgenfrei in Minuten*, München: Integral, 2005.

MFT

Klinghardt, Dietrich: *Mentalfeld-Therapie I (MFT I)*, DVD Box, Karlsruhe/Baden, 2004.

NAEM

Gallo, Fred und Harry Vincenzi: *Gelöst – entlastet – befreit*, Kirchzarten: VAK, 2000.

TAT

www.TATLife.com: Kostenloser Download einer (englischen) Kurzanleitung.

www.TATLife.com/e-book: Tapas Fleming, *TAT Professionals' Manual*, 2007.

TFT

Callahan, Roger J. und Richard Trubo: *Tapping the Healer within*, Contemporary Books, 2001.

Callahan, Roger J.: *Leben ohne Phobie*, Kirchzarten: VAK, 2002.

Über die Autorin

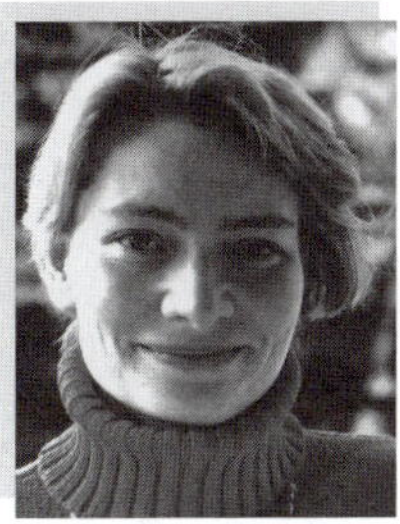

Dr. phil. Susanne Marx ist EFT-Ausbilderin und EFT-Coach. Sie gründete und leitet das *Zentrum für Feng Shui und Energetische Therapien* in Bonn, das Ausbildungen in Feng-Shui sowie Kurse, Ausbildungen und Einzelsitzungen in EFT (Klopfakupressur) und anderen Techniken der energetisch orientierten Psychologie anbietet. Sie hält regelmäßig Vorträge und ist Sachbuchautorin.
Bei VAK sind auch ihre Bücher *Klopfen befreit*, *Neun Wege zur Freiheit* sowie *BSFF kompakt* erschienen.